SYNDROME INFECTIEUX TARDIF

AU COURS DE LA SCARLATINE

Érythèmes Infectieux Secondaires

PAR

Le Dr Jules GIRARD

DE L'UNIVERSITÉ DE PARIS
ANCIEN EXTERNE DES HÔPITAUX DES ENFANTS-MALADES
ET DE LA MATERNITÉ DE L'HÔPITAL BOUCICAUT
MÉDAILLE DE BRONZE DE L'ASSISTANCE PUBLIQUE

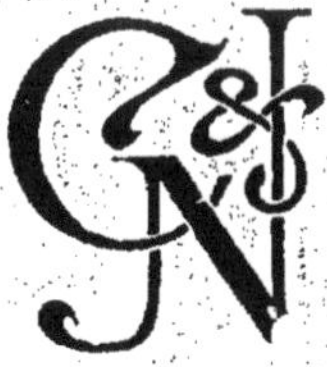

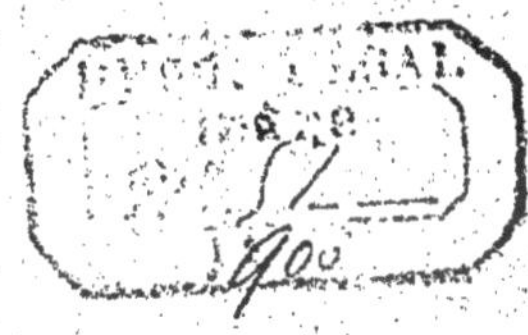

PARIS

GEORGES CARRÉ ET C. NAUD, ÉDITEURS

3, RUE RACINE, 3

1900

SYNDROME INFECTIEUX TARDIF

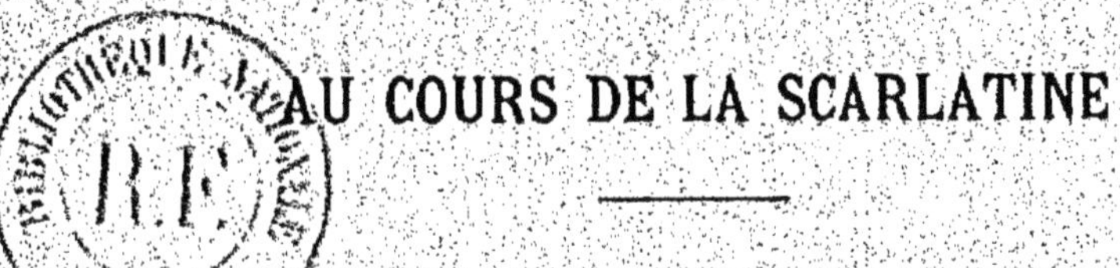

AU COURS DE LA SCARLATINE

Érythèmes Infectieux Secondaires

PAR

Le Dr Jules GIRARD

DE L'UNIVERSITÉ DE PARIS
ANCIEN EXTERNE DES HÔPITAUX DES ENFANTS-MALADES
ET DE LA MATERNITÉ DE L'HÔPITAL BOUCICAUT
MÉDAILLE DE BRONZE DE L'ASSISTANCE PUBLIQUE

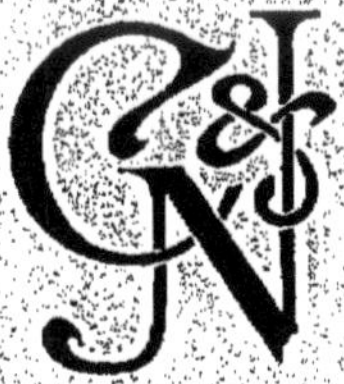

PARIS

GEORGES CARRÉ ET C. NAUD, ÉDITEURS

3, RUE RACINE, 3

1900

A LA MÉMOIRE DE MON PÈRE

A MON EXCELLENTE MÈRE

*Bien faible témoignage de ma
reconnaissance.*

MEIS ET AMICIS

A la fin de nos études médicales, c'est un devoir pour nous de remercier les maîtres éminents dont la science et le dévouement ont contribué à nous faire ce que nous sommes.

MM. Gérard-Marchant, Pierre Delbet et Demoulin nous ont initié aux études chirurgicales avec une érudition qui n'avait d'égale que leur bonté.

Nous n'avons été que trop peu de temps, à notre gré, l'élève de MM. Morel-Lavallée et P. Claisse, mais assez cependant pour apprécier leur valeur et nous faire regretter de n'avoir pu profiter plus longtemps de leur enseignement.

Pendant notre externat à l'Hôpital des Enfants-Malades, M. Sevestre nous a initié, avec une grande bonté, à tous les mystères de la diphtérie ; M. Louis Martin, chef de laboratoire à l'Institut Pasteur, a bien voulu nous familiariser avec la pratique de l'intubation du larynx ; ces deux maîtres ont droit à notre reconnaissance.

Nous n'oublierons jamais les mois passés dans le beau service de M. Danlos ; ce maître, par son lumineux enseignement, a su nous intéresser vivement à la dermatologie et à la syphiligraphie ; l'enseignement reçu à l'Hôpital Saint-Louis nous sera d'une grande utilité dans notre pratique.

Nous sommes fier d'avoir terminé notre externat à la Maternité de l'Hôpital Boucicaut, sous la direction de M. Doléris, dont le renom en gynécologie est universel.

Il est pour nous bien agréable de dire à M. Mercklen tout notre dévouement, toute notre reconnaissance pour ses conseils éclairés. Les deux années passées auprès de ce maître éminent, en qualité de stagiaire et d'externe, ont été celles de notre vie d'étudiant dont nous garderons le meilleur souvenir. Nous le remercions ici tout particulièrement de l'influence bienheureuse qu'il a toujours exercée sur nous.

Puissions-nous ne jamais oublier, au cours de notre carrière médicale, les sages conseils de déontologie que nous donnait chaque jour M. le D^r Le Gendre, pendant notre année de séjour à la Maison Municipale de Santé. Dans ce milieu hospitalier spécial il nous a montré les difficultés de l'art médical et nous a appris à nous souvenir qu'à côté de la maladie, il y a le malade.

M. H. Roger, professeur agrégé, médecin en chef de l'Hôpital de la Porte d'Aubervilliers, a été pour nous le maître aimable et prodigue, qui donne sans compter. Après nous avoir initié aux connaissances bactériologiques, indispensables aujourd'hui à tout médecin et nous avoir fait comprendre le rôle important des maladies infectieuses dans la pathologie humaine, il a bien voulu nous donner un sujet de thèse. Pour conduire à bien notre travail, il a mis à notre entière disposition les richesses incomparables de son service.

Par son enseignement au lit du malade et par ses magistrales leçons professées à la Faculté, ce maître a largement contribué à notre instruction médicale.

Pour tant de bienfaits, nous avons contracté à son égard une lourde dette de reconnaissance dont nous ne pourrons jamais nous acquitter.

Que M. le professeur Debove veuille bien agréer nos respectueux remerciments pour l'honneur qu'il nous a fait en acceptant la présidence de notre thèse.

DIVISION.

    I.   Syndrome infectieux tardif.
   II.   Manifestations fébriles.
  III.   Albuminuries.
   IV.   Adénopathies.
    V.   Manifestations pharyngées.
   VI.   Arthropathies.
  VII.   Otalgies et otites.
 VIII.   Quelques manifestations plus rares du côté des autres
          organes. Scarlatine et érysipèle. Scarlatine et sup-
          purations.
   IX.   Eruptions secondaires. Rechutes. Récidives. Erythè-
          mes infectieux.
    X.   Etiologie, pathogénie, pronostic, traitement.

I. — SYNDROME INFECTIEUX TARDIF

« Il existe, dit M. Roger (1), à la convalescence de la scarlatine, une sorte de syndrome qui, lorsqu'il est complet, se
caractérise par une poussée fébrile, de l'albuminurie, des
arthropathies et un engorgement douloureux des ganglions
lymphatiques. Le syndrome complet est rare. Le plus souvent, il est incomplet. Le malade est pris, pendant la convalescence, d'une poussée fébrile avec adénopathie et, assez
fréquemment, albuminurie ; ou bien, la fièvre est liée à des
athropathies qui, par leur multiplicité et leur mobilité, rappellent tout à fait celles du rhumatisme articulaire aigu ».

C'est ce syndrome, sous ses différentes modalités, que
nous nous proposons d'étudier dans notre thèse. Pendant
les années 1896-1897, 1898, 1899, les pavillons d'isolement
de l'Hôpital de la Porte d'Aubervilliers ont donné abri a
1770 individus atteints de scarlatine.

Les observations de 1473 d'entre eux ont été gracieuse-
ment mises à notre entière disposition par M. Roger, professeur agrégé à la Faculté, médecin en chef de cet important service. Elles ont servi de base à notre travail.

(1) H. Roger. *Revue de médecine*, mai 1899.

Répartition des malades observés.

Années	96	97	98	99		Total
Hommes	108	50	60	231	:	449
Femmes	141	03	96	315	:	645
Enfants	91	17	44	227	:	370
Total	340	160	200	773	:	1474

Sous la dénomination de syndrôme infectieux, nous ne comprenons que les manifestations morbides survenues à une période avancée de l'évolution de la maladie, après une phase d'apyrexie assez longue, en pleine convalescence.

Nous laissons systématiquement de côté toutes les complications infectieuses, que nous avons pu rencontrer à titre d'épiphénomènes pendant la période d'état. Certaines scarlatines ont présenté des pyrexies prolongées, en même temps que se déroulait une série de manifestations infectieuses : celles-là non plus, ne rentrent pas dans le cadre de notre sujet.

Le syndrôme de la convalescence a été ainsi relevé chez 229 scarlatineux, répartis ainsi d'après le sexe, l'âge, l'année où il a été observé.

Années	96	97	98	99		Total
Hommes.	21	11	7	29	:	68
Femmes.	18	14	13	57	:	102
Enfants.	9	3	5	42	:	59
Total.	48	28	25	128	:	229

Les éléments constitutifs du syndrôme le plus habituellement rencontrés, ont été, en dehors de la fièvre : les adénopathies, les arthropathies, les phénomènes pharyngées sous toutes leurs formes, les otites, l'albuminurie, les suppurations et les éruptions secondaires. Chacune de ces manifestations sera ultérieurement étudiée en détail et fera l'objet d'un chapitre à part.

Le plus souvent, diverses de ces réactions infectieuses coexistaient et constituaient par leur ensemble un complexus symptomatique intéressant.

Nous croyons utile de donner ici un tableau, montrant le syndrome dans toutes ses variétés.

Manifestations Fébriles

1-24. Fièvre seule.
25-39. Fièvre et angine.
40-44. Fièvre et abcès amygdalien.
45-58. Fièvre et albuminurie.
59-82. Fièvre et adénopathies.
83-86. Fièvre et adénopathie suppurée.
87-100. Fièvre et arthropathies.
101. Fièvre et otalgie.
102-108. Fièvre et otorrhée.
109-110. Fièvre et suppurations multiples.
111-121. Fièvre, albuminurie, adénite.
122-123. Fièvre, albuminurie, adénite suppurée.
124. Fièvre, albuminurie et arthropathies.
125-126. Fièvre, albuminurie et otite.
127. Fièvre, albuminurie, bronchopneumonie, mort.
128. Fièvre, adénite et névralgies diverses.
129-134. Fièvre, adénite et arthropathies.
135-136. Fièvre, adénite et herpès.
137. Fièvre, adénite et phénomènes pulmonaires.
138. Fièvre, adénite et suppuration.
139. Fièvre, adénite et conjonctivite.
140-146. Fièvre, adénite et angine.
147. Fièvre, adénite suppurée et angine.
148-149. Fièvre, angine et arthropathies.
150. Fièvre, abcès amygdalien et otalgie.
151. Fièvre, arthropathies et otite.

152-153. Fièvre, arthropathies et suppurations.
154. Fièvre, otite pseudo-membraneuse, astasie-abasie.
155. Fièvre, otite, croup non diphtérique, broncho-pneumonie, mort.
156. Fièvre, otite, arthropathies, pleurésie, endocardite ulcéreuse, mort.
157. Fièvre, angine herpétique, pneumonie, albuminurie.
158. Fièvre, adénite, angine, otalgie.
159. Fièvre, adénite, angine, otite.
160. Fièvre, adénite, angine, arthropathies.
161. Fièvre, adénite, herpès, bronchite.
162. Fièvre, adénite, otite et bronchite.
163-164. Fièvre, adénite, otite et albuminurie.
165-165 *bis*. Fièvre, adénite, albuminurie et arthropathies.
166. Fièvre, adénite, albuminurie et sinusite.
167-168. Fièvre, adénite, albuminurie et abcès amygdalien.
169. Fièvre, adénite, albuminurie et angine.
170. Fièvre, adénite, albuminurie angine et otite.

Manifestations Apyrétiques

171. Albuminurie.
172. Albuminurie, urémie à forme pulmonaire, mort.
173. Œdèmes sans l'albuminurie.
174. Suppurations.
175. Hystérie post-scarlatineuse.
176. Empâtement péri-amygdalien.
177. Otite double.
178. Arthropathies avec arythmie cardiaque.
179. Zona.
180. Insuffisance mitrale développée chez un aortique.

Manifestations exceptionnelles

181. Fièvre et artérite.
182. Fièvre et épididymite.
183. Fièvre et cholécystite.

Scarlatine et Maladies intercurrentes

184. Scarlatine et varicelle.
185-189. Scarlatine et érysipèle.

Erythèmes secondaires. Rechutes

190 191. Eruptions prurigineuses.
192. Eruption lichenoïde, otalgie.
193. Eruption papuleuse et arthropathies.
194-197. Eruption et fièvre (légères ascensions thermiques).
198-199. Eruption, fièvre et otite.
200-205. Eruption, fièvre et angine.
206. Eruption, fièvre et abcès amygdalien.
211. Eruption, fièvre, adénite.
212. Eruption, fièvre, adénite suppurée.
213. Eruption, fièvre, adénite, adéno-phlegmon.
214. Eruption, fièvre, adénite, phénomènes pulmonaires.
215. Eruption, fièvre, albuminurie, suppurations.
216. Eruption, fièvre, albuminurie, deuxième desquamation.
217. Eruption, fièvre, albuminurie et angine.
      Eruption, fièvre, érysipèle de la face, suppuration. (Observ.
         189).
218. Eruption, fièvre, angine et pyodermite.
219. Eruption, fièvre, angine et otalgie.

220. Éruption, fièvre, angine, deuxième desquamation.
221. Deux éruptions secondaires, fièvre, angine, albuminurie, urémie.
222-224. Éruption, fièvre, angine, adénite.
225. Éruption, fièvre, angine, adénite, arthropathies.
226. Deux éruptions secondaires, fièvre, angine, albuminurie, arthropathies.
227. Éruption, fièvre, abcès amygdalien, albuminurie et adénite.
228. Éruption, fièvre, angine, adénite, albuminurie et otite.

II. — **MANIFESTATIONS FÉBRILES**

Pendant la convalescence des maladies infectieuses, on observe souvent des retours fébriles provoqués par des causes légères : « febris carnis » écart alimentaire, émotion, fatigue.

Les ascensions thermiques post-scarlatineuses sont de beaucoup les plus fréquentes. En dehors de toute complication appéciable, Lancereaux, Pastor, Gumprecht ont vu après le quinzième jour, deux ou trois exacerbations successives durant un ou deux jours et séparées par des intervalles de trois à six jours.

Gumprecht a décrit sous le nom de « fièvre consécutive » (Nachfieber) la fièvre qui persiste sans cause évidente après les manifestations extérieures de la maladie.

Bouveret (de Lyon) a attiré l'attention sur un phénomène post-scarlatineux qu'il a lui-même observé plusieurs fois.

Dans ces cas, la fièvre peut reparaître plusieurs jours après l'effacement de l'exanthème et le début de la défervescence, elle peut même atteindre un chiffre élevé et s'accompagner de symptômes nerveux, sans qu'il soit possible de l'expliquer par le développement d'aucune complication. C'est une poussée hyperthermique véritable, rapide, intense, accompagnée de symptômes nerveux d'une haute gravité et qu'on ne saurait mieux comparer qu'à une attaque de rhumatisme cérébral hyperthermique. Cette forme secondaire de l'hyperthermie scarlatineuse ne paraît pas présenter une grande résistance à la médication réfrigérante systématique; après trois ou quatre jours de traitement, la fièvre tombe et le malade recouvre la santé.

M. Talamon a également observé un cas d'hyperthermie prolongée en l'absence de toute complication appréciable, qui ne céda qu'au bain froid.

Ces élévations thermiques, sans localisation morbide, se sont rencontrées également chez nos convalescents ; 15 enfants, 5 femmes et 4 hommes ont, du septième au vingt-cinquième jour après la défervescence, présenté des mouvements fébriles.

La courbe thermique offrit plusieurs types, dont voici les principaux : élévation brusque un soir à 39°5 ou 40°, défervescence complète le lendemain (Obs. 1) ; ascensions élevées durant 48 heures et se reproduisant à des intervalles de 5, 6 ou 7 jours (Obs. 8) ; mouvement fébrile en plateau, oscillant aux environs de 38°5 pendant quelques jours (Obs. 14) ; enfin élévation progressive de la température jusqu'à un fastigium et chute brusque le lendemain (Obs. 23).

Ces fébricitants ne présentaient, nous le répétons, aucune manifestation locale importante; chez quelques-uns, on a noté de la céphalée avec constipation, surtout chez les enfants; chez d'autres de la diarrhée, des épistaxis. Un jeune homme de 24 ans se plaignit de douleurs violentes au niveau de la région épigastrique ; une jeune fille de 16 ans offrit quelques signes d'embarras gastrique léger, anorexie et vomissement aqueux.

Eu égard à leur nombre peu considérable, ce sont surtout les jeunes enfants qui ont présenté ces pyrexies tardives. Rien ne venant expliquer leur apparition, ni la fatigue, ni l'influence du froid, d'une alimentation trop précoce et trop abondante, il est probable que le poison scarlatin ou les toxines microbiennes d'infections secondaires, retenus dans quelque point de l'organisme ou sur une muqueuse, rentrent dans la circulation et vont impressionner les centres pyréthogènes. Cette fièvre ne serait que l'expression d'une intoxication secondaire.

Le plus souvent, la fièvre est sous la dépendance d'une manifestation locale : adénite, arthropathie, herpès, otite, albuminurie, angine, etc; elle est d'autant plus élevée et tenace que le processus infectieux est plus profond.

Fréquemment associée aux érythèmes secondaires, la réaction fébrile a présenté des degrés dans son intensité. Elle fut légère dans quelques éruptions fugaces, plus marquée, mais passagère (36 à 48 heures) dans les cas où l'efflorescence s'accompagnait de quelques lésions infectieuses.

Le complexus symptomatique : angine, albuminurie, adénopathie, éruption, rappelant l'érythème infectieux, était associé à une fièvre plus élevée et plus persistante.

III. — ALBUMINURIE

Albuminurie. 171.

Albuminurie, urémie, œdème du poumon. 172.

Albuminurie et fièvre, 45-58.

Albuminurie, fièvre, adénite. 111-125.

Albuminurie, fièvre, adénite suppurée. 122-123.

Albuminurie, fièvre, arthropathies. 124.

Albuminurie, fièvre, otite. 125-126.

Albuminurie, fièvre, broncho-pneumonie. Mort. 127.

Albuminurie, fièvre, angine herpétique, pneumonie. 157.

Albuminurie, fièvre, adénite, otite. 163-164.

Albuminurie, fièvre, adénite, arthropathies. 165-165 *bis.*

Albuminurie, fièvre, adénite, sinusite. 166.

Albuminurie, fièvre, adénite, abcès amygdalien. 167-168.

Albuminurie fièvre, adénite, angine. 169.

Albuminurie, fièvre, adénite, angine, otite. 170.

Albuminurie, fièvre, érysipèle. 185.

Albuminurie, fièvre et éruption. 207-210.

Albuminurie, fièvre, éruption, suppuration. 215.

Albuminurie, fièvre, éruption, 2eme desquamation. 216.

Albuminurie, fièvre, éruption, angine. 217.

Albuminurie, fièvre, 2 éruptions, angine. 221.

Albuminurie, fièvre, 2 éruptions, angine, arthropathies. 226.

Albuminurie, fièvre, éruption, adénite, abcès amydalien. 227.

Albuminurie, fièvre, éruption, adénite, angine, otite. 228.

Les lésions rénales, au cours de la scarlatine, ont été regardées comme ayant une telle importance, que M. le professeur Landouzy a pu dire : que la néphrite est aux maladies infectieuses, ce qu'est l'endocardite au rhumatisme. L'albuminurie, qui en est le résultat, peut faire son apparition à trois stades différents de la maladie, suivant M. Eid, « dès le début, au moment de la période d'invasion, lors du maximum de l'hyperthermie, c'est l'albuminurie initiale, précoce ou transitoire de la passe fébrile ; plus tardivement lors de l'éruption ou vers la fin de l'éruption, c'est l'albuminurie tardive ; avec cette dernière, se confond en réalité l'albuminurie retardée. Celle-ci apparaît le plus souvent au moment de la convalescence ou même plus tard, comme en témoignent les faits rapportés par Gée, Weber (deuxième et troisième mois) ».

Il est plus simple de distinguer une albuminurie précoce qui coïncide avec la période fébrile et une albuminurie tardive, plus importante, qui appartient à la période de desquamation et à la convalescence.

Albuminurie précoce. — Les auteurs ne sont pas d'accord sur sa fréquence ; Barthez, Cadet de Gassicourt, Stevenson la considèrent comme très rare ; Blache assure ne l'avoir jamais vue ; Vogel ne l'a vue que deux fois sur soixante ; G. Sée l'a rencontrée dans la moitié des cas ; Beghie et Rosenstein, à l'étranger, Lécorché, Talamon et Béclère, en France, la regardent comme presque constante. M. Roger, en employant les réactifs les plus sensibles et notamment le réactif de Tanret, la signale dans 33 et 36 pour 100 des cas chez l'adulte. Elle serait plus fréquente chez l'enfant, où cet auteur l'aurait rencontrée dans plus de la moitié des cas (*Revue de médecine* 1897).

Elle est le plus souvent passagère, mais peut persister pendant une certaine phase de la convalescence et même encore exister au moment où les malades quittent l'hôpital.

Albuminurie tardive. — Ici encore, même divergence d'opinions: Cadet de Gassecourt l'a constatée trente fois sur cent et Haidenhein l'a trouvée dans quatre-vingts cas sur cent au cours d'une épidémie qu'il a suivie. M. Jaccoud, prétend au contraire, ne pas l'avoir observée une seule fois pendant une période de quinze années. Frerichs ne l'a rencontrée que quatre fois sur cent. Soixante-sept des scarlatineux dont nous avons pris connaissance des observations, ont présenté de l'albumine à la convalescence, c'est-à-dire, après l'établissement de l'apyrexie et la disparition de tout phénomène infectieux apparent.

La néphritite apparut chez trente-trois d'entre eux pour la première fois à cette période, elle fit un retour offensif chez vingt-deux, et douze conservaient leur albuminurie du début. Ces malades se groupaient ainsi :

Années.	1896	1897	1898	1899	Totaux
Hommes	7	2	»	7	16
Femmes	6	2	3	17	28
Enfants	7	2	3	11	23
	20	6	6	35	67

ce qui fait en bloc, une moyenne de 4,55 pour 100 et pour chaque groupe d'individus : 3,60 % chez les hommes, 4,33 % chez les femmes et 6,25 % chez les enfants.

Dates d'apparition. — La néphritite scarlatineuse s'est

montrée, chez nos 55 sujets du 12ᵉ au 40ᵉ jour après le début
de la maladie.

1 fois au 12ᵉ jour
3 — au 15ᵉ —
1 — au 16ᵉ —
5 — au 17ᵉ —
3 — au 18ᵉ —
3 — au 19ᵉ —
6 — au 20ᵉ —
6 — au 22ᵉ —
5 — au 23ᵉ —
4 — au 24ᵉ —
5 — au 25ᵉ —
3 — au 26ᵉ —
2 — au 27ᵉ —
3 — au 28ᵉ —
1 — au 20ᵉ —
1 — au 30ᵉ —
1 — au 34ᵉ —
1 — au 38ᵉ —
1 — au 40ᵉ —

Comme il est facile de s'en rendre compte par ce tableau,
c'est surtout du 17ᵉ au 28ᵉ jour que l'albuminurie de la convalescence a fait son apparition.

Elle coïncidait parfois avec la reprise de l'alimentation,
ou bien le malade s'était levé et avait pris froid ; dans
d'autres cas, elle était associée à une de ces poussées infectieuses qui constituent le syndrome tardif, ou encore liée à
un érythème secondaire.

Cette néphritite évoluait souvent seule, il fallait la dépister,
d'où la nécessité pour le médecin d'examiner systématiquement chaque jour les urines des convalescents scarlatineux.
Quelquefois, l'attention était éveillée par une réaction
fébrile, que n'expliquait aucune autre complication et dont

la raison était donnée par des urines albumineuses. Car le cadre nosologique de cette variété de néphrite est peu riche en symptômes, bien rarement nous avons vu des douleurs lombaires, de la céphalée, des épistaxis, de la bouffissure de la face, des œdèmes ; sa caractéristique est d'évoluer silencieusement. L'albuminurie post-alimentaire était légère et transitoire, il suffisait, dans la majorité des cas, de remettre le malade au repos et à la diète lactée absolue pour voir disparaître les accidents.

Les choses ne se sont pas toujours passées aussi simplement ; à la suite de tentatives d'alimentation, nous avons vu l'albuminurie prendre des proportions inquiétantes, atteindre 5 et 8 grammes par vingt-quatre heures avec crises hématuriques, et cela particulièrement chez les enfants. Le plus souvent, chez ces mêmes enfants, les lésions rénales se sont amendées et, à leur sortie de l'hôpital, les urines étaient normales comme quantité et comme qualité (Obs. 114-126)

D'autrefois les malades ne présentaient pas ces énormes quantités d'albumine, mais on assistait à l'installation insidieuse d'une néphrite qui persistait des semaines, des mois (Obs. 171).

Chez un enfant de 7 ans (Obs. 46), la néphrite, apparue le 25ᵉ jour, évolua par poussées successives avec ascensions thermiques assez élevées ; à sa sortie, au 50ᵉ jour après le début de la fièvre éruptive, les urines étaient encore albumineuses. Chez un autre convalescent, adulte celui-là, la néphrite se fit d'une façon analogue. Il présenta sa première poussée albuminurique le 21ᵉ jour ; à chaque reprise, le malade éprouvait des douleurs lombaires et rendait des urines sanguinolentes en petite quantité. Au bout de quatre mois et demi, il quittait le service ayant encore 0,25 centig. d'albumine dans les urines (Roger).

On se trouvait aussi quelquefois, en présence d'un complexus symptomatique plus varié, le syndrome de la convalescence se présentait plus ou moins complet dans ses éléments, adénopathies, albuminurie, angine, arthropathies, otite ; dans ces cas, la fièvre atteignait un chiffre élevé, 40°, l'albuminurie était notable, il y avait un véritable état infectieux de tout l'organisme.

La plupart de ces malades virent disparaître, ici encore, leur albuminurie assez rapidement ; quelque-uns cependant moins favorisés conservèrent des urines albumineuses pendant des semaines, des mois. Ils quittaient l'hôpital, malgré les avis réitérés du chef de service, et allaient exposer leur rein altéré, à toutes les influences néfastes, pour de tels individus, de la vie au grand air, de l'alimentation ; c'étaient de futurs candidats au mal de Bright.

Quelques convalescents ont particulièrement attiré notre attention, ceux dont le filtre rénal avait déjà été adultéré par une maladie antérieure, syphilis, néphrite et ceux qui au cours de leur scarlatine contractèrent une maladie infectieuse intercurrente, broncho-pneumonie, pneumonie, érysipèle. Chez ces derniers, le rein était soumis à un effort considérable, il devait suffire au rejet des produits de désassimilation qu'avait fait apparaître le virus scarlatin, et aussi à l'élimination des toxines de l'infection surajoutée.

L'albuminurie fut constante dans ces cas, parfois abondante, mais n'eût jamais de conséquences fâcheuses.

Un jeune homme de 20 ans. (Obs. 113) ayant contracté précédemment un chancre syphilitique, présenta au vingt-sixième jour de sa scarlatine une poussée de néphrite telle que le tube d'Esbach décéla 6 gr. d'albumine ; 15 jours plus tard, tout était rentré dans l'ordre.

Chez un enfant de six ans, les urines deviennent albumineuses à l'occasion d'une pneumonie éclatant au quarantième jour. (Obs. 157).

Une jeune femme de 21 ans, antérieurement soignée pour néphrite et hystérectomisée, présenta, pendant la période d'état et la convalescence de sa scarlatine, des poussées fréquentes d'albuminurie. Malgré son état antérieur, le rein fut suffisant, et à la sortie de la malade, 2 mois plus tard, les urines étaient normales. (Obs. 215).

La néphrite fit son apparition chez un jeune enfant, en même temps qu'une broncho-pneumonie, les urines étaient fortement albumineuses, mais surtout les foyers pulmonaires se multiplièrent et l'enfant succomba à l'asphyxie, complétement cyanosé. (Obs. 127). Enfin une jeune femme de 16 ans (obs. 185), avait présenté une albuminurie assez notable à la période d'état de sa scarlatine, les urines étaient rapidement redevenues normales. Au vingtième jour de sa maladie, elle présenta une plaque érysipélateuse du visage avec hyperthermie ; nouvelle poussée de néphrite, qui disparut dans un bref délai.

Nous avons trouvé la néphrite fréquemment associée aux érythèmes secondaires : 40 convalescents offrirent des éruptions, 11 eurent des urines albumineuses, c'est dire qu'elle se rencontra dans plus d'un quart des cas.

A l'occasion de ces efflorescences septicémiques, l'albuminurie faisait son apparition première, ou un retour offensif, si elle avait existé pendant la période d'état et disparu depuis ce moment. Chez le plus grand nombre de ces individus, elle fut légère et transitoire, elle provoqua, chez quelques-uns des phénomènes urémique sérieux et répétés.

Malgré la gravité des accidents, auxquels on put assister, sous l'influence d'un traitement et d'un régime appropriés, les malades recouvraient assez rapidement l'usage normal de leur filtre rénal.

Comme nous le disions, en commençant ce chapitre, en dehors des complications habituelles à la convalescence de la scarlatine, la néphrite a présenté peu de symptômes, dépendant d'une insuffisance rénale. Ce que l'on a relevé le plus souvent ce sont les accès de dyspnée ; l'appareil pulmonaire en effet paraît prédisposé, par suite de la stase sanguine, aux petits foyers d'apoplexie, aux poussées congestives. Une jeune femme de 17 ans a succombé, en quelques minutes, à un œdème suraigu du poumon, au cours d'une néphrite scarlatineuse, après 3 semaines de convalescence apyrétique. (Obs. 172).

En résumé, malgré quelques formes sévères, la néphrite scarlatineuse est relativement bénigne, si elle n'est pas abandonnée à elle-même.

Soixante-sept convalescents ont présenté de l'albumine ; deux ont succombé : une jeune femme à un œdème du poumon et une enfant emportée par une broncho-pneumonie ; 51 de ces individus eurent la satisfaction, pendant leur séjour à l'hôpital, de voir leur urine redevenir normale ; quatorze, cependant, en quittant nos salles, conservaient un reliquat albuminurique quotidien de 0,15 à 0,40 centigrammes.

L'intensité de la maladie ne semble pas avoir une influence directe, sur l'évolution de la néphrite ; cependant d'après West, l'albuminurie est l'apanage des formes malignes ; il n'y a pas de rapport non plus entre la durée de la néphrite et la gravité du début ; les albuminuries alarmantes d'emblée ont presque toujours cédé ; les albuminuries insidieuses, au contraire, persistaient quelquefois après plusieurs mois.

IV. — ADÉNOPATHIES.

Adénites et fièvre, 59-82.
Adénite suppurée et fièvre, 83-86.
Adénites, fièvre, albuminurie, 211-121.
Adénite suppurée, fièvre, albuminurie, 122-123.
Adénites, fièvre, névralgie diverses, 128.
Adénites, fièvre, arthropathie, 129-134.
Adénites, fièvre et herpès, 135-136.
Adénites, fièvre et phénomènes pulmonaires, 137.
Adénites, fièvre et suppuration, 138.
Adénites, fièvre et conjonctivite, 139.
Adénites, fièvre et angine, 140-146.
Adénite suppurée, fièvre et angine, 147.
Adénites, fièvre, angine, otalgie, 158.
Adénites, fièvre, angine, otite, 159.
Adénites, fièvre, angine, arthropathie, 160.
Adénites, fièvre, herpès, bronchite, 161.
Adénites, fièvre, otite et bronchite, 162.
Adénites, fièvre, otite et albuminurie, 163-164.
Adénites, fièvre, albuminurie et arthropathie, 165-165 *bis*.
Adénites, fièvre, albuminurie et sinusite, 166.
Adénites, fièvre, albuminurie et abcès amygdalien, 167-168.
Adénites, fièvre, albuminurie et angine, 169.
Adénites, fièvre, albuminurie, angine, otite, 170.
Adénites, fièvre, albuminurie, angine, otite, 170.
Adénites, fièvre, éruption, 212.
Adénite suppurée, fièvre, éruption, 212.
Adénites, fièvre, éruption et adénophlegmon, 213.
Adénites, fièvre, éruption, phénomènes pulmonaires, 214.

Adénites, fièvre, éruption, angine, 222-224.
Adénites, fièvre éruption, angine, arthropathie, 225.
Adénites, fièvre, éruption, abcès amygdalien, albuminurie, 227.
Adénites, fièvre, éruption, angine, albuminurie, otite, 228.

On peut dire qu'à toute inflammation de l'amygdale est associée une tuméfaction plus ou moins marquée des groupes lymphatiques correspondants; la réaction ganglionnaire, au début de la scarlatine, sera donc constante, comme l'angine qui leur donne naissance est la règle.

Ce sont les ganglions angulo-maxillaires, ou amygdaliens de Chassaignac qui sont pris les premiers, d'autres groupes peuvent être secondairement envahis. Cet engorgement s'exagère au fur et à mesure que se développe l'inflammation tonsillaire ; il naît avec elle, se développe avec elle, et en général décroît aussi avec elle ; mais il n'y a pas de rapport constant entre ces deux termes quant à l'intensité des lésions. Dans les scarlatines graves, les ganglions semblent particulièrement touchés et les adénopathies cervicales sont autrement intenses que ne le comporte l'altération amygdalienne. Le virus scarlatin ou mieux les microbes des infections secondaires semblent avoir une prédilection marquée par le système lymphatique, ce qui expliquerait l'apparition d'adénites axillaires, sus-claviculaires et inguinales que plusieurs de nos malades ont présentées.

A la convalescence, les adénopathies sont loin d'être rares, nous avons pu en recueillir 87 observations divisées de la façon suivante :

Hommes : 22 ; Femmes : 43 ; Enfants : 22 ; soit, H. 4, 95 pour 100 ; F : 6,66 pour 100 ; E : 5,88 pour 100.

Elles peuvent apparaître à l'occasion d'une angine tardive, d'une de ces éruptions secondaires qui rappellent l'érythème infectieux, ou bien elles constituent un des éléments du syndrome infectieux tardif qui entre en scène à cette époque.

Dans la majorité des cas, elles se montrent sans cause, du cinquième au trentième jour après la fin de la maladie, elles déterminent une réaction fébrile parfois assez violente qui peut osciller entre 38°5 et 40°2.

Par ordre de fréquence, les ganglions les plus habituellement atteints par le processus inflammatoire sont : les angulo-maxillaires ou amygdaliens de Chassaignac, les sous-maxillaires, les parotidiens avec leur satellite situé au devant du tragus, les cervicaux qui engainent le muscle sterno-cléido-mastoïdien, les mastoïdiens, les sus-hyoïdiens et plus exceptionnellement les groupes sus-claviculaires, axillaires, et inguinaux.

Dans les formes simples, nous n'avons observé qu'une tuméfaction légère, les glandes atteignaient le volume d'une noisette, elles étaient mobiles, un peu douloureuses à la pression mais ne déterminaient pas de gêne fonctionnelle appréciable. D'autres fois, les ganglions augmentaient sensiblement, s'entouraient d'une zone inflammatoire ; puis la tuméfaction gagnait de proche en proche les groupes voisins, parfois ceux du côté opposé, donnant au cou l'aspect dit proconsulaire. Une seule adénopathie énorme, de la grosseur d'un œuf, pouvait occuper l'angle de la mâchoire, rendant extrêmement pénibles tous les mouvements de rotation de la tête ; la mastication, la parole et même la déglutition déterminaient de violentes douleurs chez nos malades. Puis au bout de quelques jours, les phénomènes douloureux s'amendaient, la tuméfaction diminuait peu à peu, il ne persistait plus qu'un petit chapelet ganglionnaire, indolore, assez long d'ailleurs à disparaître complètement.

Il n'en fut malheureusement pas toujours ainsi; chez treize de nos convalescents qui avaient présenté des adénopathies tardives, nous vîmes survenir des lésions suppuratives. Les douleurs augmentaient d'acuité, la fièvre montait à 39°5 ou 40°, il y avait de l'agitation, du délire chez les enfants, la tuméfaction s'exagérait, présentant des irrégularités, des bosselures, la peau était rouge, chaude, œdémateuse, adhérente. D'autres fois, le tégument paraissait presque normal, simplement soulevé par une masse plus ou moins fluctuante, et dans ces cas, il était nécessaire d'aller très loin pour trouver le pus.

Au bout de quatre à cinq jours, la collection liquide était formée. L'incision précoce de ces adénophlegmons, pratiquée systématiquement à l'hôpital Temporaire, eut pour résultat d'empêcher toute fusée purulente dans les régions voisines et toute complication septique ; tous les malades guérirent et assez rapidement, bien que chez quelques-uns on ait dû faire de larges incisions avec contre-ouverture et drainage pour tarir quelques foyers purulents.

Les 13 malades qui ont présenté cette complication se répartissent ainsi : 4 hommes, 2 femmes, 7 enfants, donnant ce pourcentage intéressant de suppuration :

H. : 0,90 pour 100 ; F. : 0,30 pour 100 ; E. : 1,85 pour 100.

Le chiffre de suppuration apporté par M. Apert, également pour une statistique d'enfants, était un peu plus élevé, il était de 3 pour 100.

Ces chiffres montrent qu'il n'y a aucun rapport entre la fréquence de l'adénopathie et sa suppuration, mais que les enfants sont plus exposés aux lésions suppuratives, se défendant mal contre l'invasion microbienne.

V. — MANIFESTATIONS PHARYNGÉES

Engorgement péri-amygdalien, 176.
Angine et fièvre, 25-39.
Amygdalite suppurée et fièvre, 40-44.
Angine, fièvre, adénite, 140-146.
Angine, fièvre, adénite suppurée, 147.
Angine, fièvre et arthropathie, 148-149.
Amygdalite suppurée, fièvre, otalgie, 150.
Angine herpétique, fièvre, pneumonie, albuminurie, 157.
Angine, fièvre, adénite, otalgie, 158.
Angine, fièvre, adénite et otite, 159.
Angine, fièvre, adénite, arthropathie, 160.
Amygdalite suppurée, fièvre, adénite, albuminurie, 167-168.
Angine, fièvre, albuminurie, adénite, 169.
Angine, fièvre, albuminurie, adénite, otite, 170.
Angine, fièvre, éruption, 200-205.
Amygdalite suppurée, fièvre, éruption, 206.
Angine, fièvre, albuminurie, éruption, 217.
Angine, fièvre, pyodermite, éruption, 218.
Angine, fièvre, otalgie, éruption, 219.
Angine, fièvre, éruption, desquamation, 220.
Angine, fièvre, albuminurie, urémie, éruption, 221.
Angine, fièvre, adénite, éruption, 222-224.
Angine, fièvre, adénite, arthropathie, éruption, 225.
Angine, fièvre, albuminurie, arthopathie, éruption, 226.
Amygdale suppurée, fièvre, albuminurie, adénite, éruption, 227.
Angine, fièvre, albuminurie, adénite, otite et éruption, 228.

Depuis que l'isolement précoce et systématique est en usage dans les services hospitaliers affectés aux maladies contagieuses, depuis que l'antisepsie buccale et les soins de propreté que l'on donne à la gorge sont de pratique courante, les angines tardives de la scarlatine ont changé de nature et de caractères.

Trousseau a laissé une description saisissante de l'angine tardive de la scarlatine, angine pseudo-membraneuse, de nature diphtérique, apparaissant alors que la scarlatine a complètement évolué, que la fièvre est tombée et que la desquamation est en train de suivre son cours, ou bien plus tard, à une période avancée de la convalescence.

« Tout à coup un engorgement considérable se montre à l'angle des mâchoires, il occupe non seulement cette région, mais s'étend encore au cou et quelquefois à une partie de la face. Un liquide sanieux, fétide, très abondant s'écoule des fosses nasales, les amygdales sont très volumineuses, l'haleine exhale une odeur insupportable, le pouls reprend subitement une grande fréquence, il est petit, le délire reparaît, d'autres accidents nerveux se reproduisent. Puis, le délire persistant, le coma survient ; en même temps la peau se refroidit, le pouls devient de plus en plus misérable et le malade succombe, après 3 ou 4 jours dans une lente agonie, ou il meurt subitement enlevé comme par une syncope. Les malades succombent en réalité avec tous les symptômes de l'empoisonnement diphtéritique, refroidissement général, petitesse du pouls, fétidité de l'haleine qui s'exale par la bouche et par le nez, pâleur universelle de la peau, tous symptômes qui ne s'observent dans aucune autre espèce d'affection grave ».

Les auteurs classiques, après Trousseau, ont tous admis la gravité extrême de ces angines tardives.

D'après M. Bourges, le pronostic serait moins sombre qu'on ne le pense généralement ; cependant cet auteur ainsi que M. R. Wurtz regardent comme très fréquente la nature diphtérique des angines survenant après 15 jours ou en pleine période de convalescence. En 1896, M. Apert publiait une intéressante statistique, relevée parmi les petits scarlatineux de l'Hôpital des Enfants malades ; pour 250 malades admis dans le service en 1895, il rapportait 18 cas d'angines secondaires, affectant plus souvent que les angines du début la forme diphtéroïde, mais jamais on n'avait trouvé le bacille de la diphtérie, toutes étaient d'origine streptococcique. Ces angines se compliquent souvent d'otite, d'adénopathie, de broncho-pneumonie, elles guérissent cependant bien. Un seul des enfants atteints a succombé. Elles ont apparu à n'importe quelle date de la maladie ; une est survenue au vingt-quatrième jour de la maladie, l'autre au trente-cinquième chez des enfants bien guéris de scarlatine bénigne. Il s'agissait dans ces cas, suivant M. Apert, de contagion nosocomiale.

Parmi les 1473 individus atteints de scarlatine et soignés à l'hôpital Temporaire de 1896 à 1899, nous avons observé chez 59 d'entre eux, des manifestations pharyngées à la convalescence ; on peut diviser ces manifestations de la façon suivante :

	Hommes	Femmes	Enfants	Total
Amygdalite érythémateuse	2	10	2	14
id. cryptique	4	8	1	13
Angine herpétique	»	1	1	2
Angine pultacée	7	7	»	14
Angine pseudo-membraneuse	1	1	»	2
Enanthème pharyngé	»	3	»	3
Amygdalite phlegmoneuse	8	3	»	11
Total				59

Amygdalite érythémateuse. — Pendant la convalescence, le malade était repris brusquement par la fièvre qui s'élevait le soir à 39° ou 39°5, en même temps il se plaignait de céphalée, de malaise général, de sécheresse de la gorge, la dysphagie était plus ou moins accentuée suivant les cas, légère le plus souvent, elle pouvait empêcher les malades d'avaler leur salive. Les amygdales assez souvent hypertrophiées, plus ou moins érodées par l'angine du début, étaient le siège d'une rougeur très vive, tantôt uniforme, tantôt prédominante d'un côté ; la zone vermillonnée empiétait plus ou moins sur le voile du palais suivant l'intensité du processus.

La fièvre ne persistait guère au-delà de 36 à 48 heures et les accidents pharyngés disparaissaient presque en même temps. Trois de nos malades femmes ont présenté à plusieurs reprises, pendant leur séjour dans nos salles, cet ensemble de phénomènes (amygdalite à répétition).

Amygdalite cryptique. — Dans ces cas, même symptomatologie, seulement l'examen de la gorge laissait voir sur les amydales, au niveau des cryptes quelques petits dépôts blanchâtres, isolés.

Angine herpétique. — Deux fois il nous a été donné de voir une éruption herpétique au niveau des tonsilles (Obs. 157-201).

Dans un cas, c'est un jeune enfant qui, à la fin de la convalescence fit une pneumonie du sommet, accompagnée dès le début d'une angine herpétique (quatre vésicules opalescentes sur amygdale gauche) ; dans l'autre, il s'agit d'une jeune femme de 24 ans, qui à l'occasion d'une éruption secondaire fit également une poussée d'herpès du côté de la gorge.

Angine pultacée. — Assez souvent observée, cette variété d'angine débutait comme l'amygdalite érythémateuse, puis on voyait apparaître des petits points blancs isolés, séparés les uns des autres, réunis ensuite ; de blancs éclatants qu'ils étaient, ils devenaient grisâtres ou jaunâtres, formaient une couche plus ou moins épaisse, recouvrant les amygdales et quelquefois les piliers du voile. Cet enduit se laissait facilement enlever, la muqueuse sous-jacente semblait à peu près saine ; il était formé de mucus sécrété par les follicules qu'aggloméraient les produits de desquamation épithéliale de la muqueuse.

Les manifestations morbides étaient plus intenses que précédemment, la dysphagie plus marquée, la fièvre, sinon plus élevée, du moins plus durable, l'adénopathie sous-maxillaire était constante, les mouvements de flexion et de rotation de la tête étaient gênés, la pression du cou au niveau des tonsilles devenait très pénible.

Sous l'influence des lavages antiseptiques répétés de la gorge, les choses se sont toujours très bien arrangées, et dans leurs formes les plus prolongées, ces manifestations pharyngées tardives n'ont pas dépassé cinq à six jours.

Angine pseudo-membrane. — Considérée jadis comme très fréquente, nous ne l'avons rencontrée que deux fois (Obs. 143 et 148) ; chez un jeune homme de 20 ans, associée à des adénopathies multiples et chez une jeune femme, liée à des manifestations articulaires. La fièvre fut assez élevée. Elle présentait les caractères objectifs de l'angine dyphtérique, mais l'évolution en fut bénigne et l'examen bactériologique en fit connaître la nature streptococcique.

Enanthème bucco-pharyngé. — Il nous a paru utile de distinguer parmi les manifestations pharyngées qui ont accompagné certaines éruptions secondaires, l'amygdalite proprement dite et l'énanthème pharyngé qui représente une éruption muqueuse tout à fait analogue à celle de la peau. Dans trois de nos observations (200, 203, 224) les malades ayant des érythèmes secondaires, offrirent en même temps une rougeur diffuse du voile du palais ; les amygdales étaient normales et la dysphagie nulle.

Amygdalite phlegmoneuse. — Le début était celui d'une amygdalite aiguë, puis les douleurs prenaient rapidement le caractère gravatif, la température était élevée, la face vultueuse, la voix rauque et nasonnée, la respiration bruyante, l'haleine fétide.

Les mouvements de l'articulation temporo-maxillaire devenaient douloureux, la région parotidienne était le siège d'engorgement ganglionnaire ; il en résultait une constriction passagère des mâchoires qui, dans plusieurs cas, rendait l'exploration de la gorge presque impossible. Il y avait un écoulement incessant de la salive, parfois le voile du palais semblait plus ou moins paralysé, le malade rendant les liquides par le nez. Tout repos était impossible, tant les irradiations douloureuses étaient pénibles.

Pendant l'évolution de la tumeur, on voyait l'amygdale faire saillie vers la ligne médiane, repoussant la luette du côté opposé, puis au bout de cinq à six jours, le pus était collecté (nous n'avons observé que la forme unilatérale) ; le voile du palais bombait légèrement en avant et ne tardait pas à s'abcéder si l'incision précoce n'était pas pratiquée. Le malade rendait un pus sanguinolent, d'odeur fétide, en quantité variable et une accalmie immédiate se produisait : quelques jours après la guérison était complète.

Telles sont les manifestations pharyngées que nous avons notées au cours de la convalescence de la scarlatine.

Les examens bactériologiques, quand ils ont été faits, ont donné des résultats identiques à ceux publiés par M. Apert; toujours il s'agissait d'infection streptococcique; jamais le bacille diphtérique n'a été rencontré, mais plus heureux que cet auteur, nous n'avons remarqué qu'exceptionnellement l'apparence diphtéroïde de ces angines, qu'il signale comme habituelle.

VI. — ARTHROPATHIES.

Arthropathies et arythmie cardiaque, 178.
Arthropathies et fièvre, 87-100.
Arthropathies, fièvre, albuminurie, 121.
Arthropathies, fièvre, adénite, 129-134.
Arthropathies, fièvre, angine, 148-149.
Arthropathies, fièvre, otite, 151.
Arthropathies, fièvre et suppurations, 152-153.
Arthropathies, fièvre, otite, endocardite, 156.
Arthropathies, fièvre, adénite, angine, 160.
Arthropathies, fièvre, adénite, albuminurie, 163-165 (*bis*).
Arthropathies, érythème papuleux, 193.
Arthropathies, fièvre, angine, adénite, éruption, 225.
Arthropathies, fièvre, angine, albuminurie, éruptions, 226.

Les manifestations articulaires constituent par leur fréquence un des symptômes les plus importants de l'infection scarlatineuse. A la période d'état de la maladie, peu de sujets échappent à cette complication qui, en général « se borne à quelques douleurs passagères, durant deux ou trois jours, occupant en général les jointures des doigts, puis les poignets et plus rarement les genoux et s'accompagnant de gonflement peu marqué. » (Roger.)

Apparaissant d'une façon constante avec les autres symptômes cardinaux de la fièvre éruptive, les phénomènes articulaires peuvent aussi se rencontrer au cours de la convalescence et, avec une prédilection marquée pour le sexe féminin. Nous avons recueilli 35 observations de fluxions rhumatismales tardives, les enfants au-dessous de 14 ans (3 ; un pour 100) et les hommes (6 ; 1,5 pour 100) étaient assez rarement atteints ; les femmes ont au contraire fourni un contingent beaucoup plus élevé (26 ; 4 pour 100) ; et parmi ces dernières, 4 avaient déjà précédemment présenté des poussées de polyarthrite aiguë rhumatismale.

Les articulations envahies à cette période ne sont plus les mêmes qu'au début, ou du moins elles ne le sont plus avec la même importance pour chacune. Les jointures, de beaucoup le plus souvent touchées, sont la tibio-tarsienne et la radio-carpienne, et ensuite par ordre de fréquence, les genoux, les coudes, les doigts, les épaules et la colonne vertébrale.

Ces arthralgies ont fait leur apparition à des dates variables, du 4e au 31e jour, après le début de la défervescence ; elles étaient accompagnées d'une réaction fébrile qui parfois atteignit 39°5 ou 40°, il n'y avait pas de symptômes généraux dans la plupart des cas ; cependant on nota une grave altération de l'état général chez plusieurs malades qui en même temps que des arthropathies firent d'autres localisations infectieuses (angine, albuminurie, éruption, adénopathies (Obs. 148, 225-226.

L'articulation était le siège de douleurs modérées, peu accrues par la pression et les mouvements communiqués, le malade pouvait, non sans quelque difficulté parfois, se servir de sa jointure, la peau conservait sa teinte normale, le gonflement était nul ou insignifiant, il n'y avait pas d'épanchement articulaire : une ou deux articulations étaient prises et au bout de 36 ou 48 heures, tout rentrait dans l'ordre.

D'autres fois, les douleurs furent plus intenses et plus tenaces ; les articulations envahies furent le siège d'une tuméfaction bien marquée : deux fois, on trouva de l'épanchement au niveau du genou. Les malades conservaient une immobilité absolue dans la crainte de souffrir. Chez deux malades, on observa une impotence fonctionnelle absolue des membres atteints, qui ne persista d'ailleurs que 3 jours. Sans avoir la mobilité du rhumatisme vrai, l'arthrite scarlatineuse est loin de rester localisée et stationnaire : nous avons vu toutes les articulations d'un membre atteintes successivement, celles du côté opposé ensuite, la fièvre oscillait aux environs de 38°5-39°5 pendant 5, 10 et même 15 jours (Obs. 36). La même articulation fut, chez plusieurs de nos convalescents, le siège de tuméfactions répétées.

Les jointures n'ont pas toujours été seules en cause ; les points d'insertions musculaires voisins ont quelquefois été touchés, c'est ainsi que 3 fois, la région des attaches inférieures des muscles de la patte d'oie fut tuméfiée et douloureuse; les masses musculaires avoisinantes ont été aussi dans quelques cas le siège d'une hyperesthésie pénible. Deux arthrites femoro-tibiales et une coxo-femorale furent accompagnées de manifestations sciatiques légères, enfin on relata quelques névralgies intercostales et cervico-brachiales dans les arthropathies scapulo-humérales.

Nous venons d'étudier la forme séreuse, la forme bénigne du rhumatisme scarlatin, c'est la seule qu'il nous a été donné de rencontrer; jamais nos malades n'ont présenté d'arthrites suppurées, soit d'emblée, soit secondairement, ni de ces tuméfactions osseuses signalées par MM. Richardière et Péron. Toujours il s'est agi de manifestations fluxionnaires pures et simples.

Cette polyarthrite aiguë scarlatineuse n'a eu aucun retentissement du côté de l'endocarde : chez plusieurs de nos convalescents, il existait des lésions cardiaques antérieures à la scarlatine; elles ne semblaient pas avoir été influencées par cette réaction inflammatoire locale, malgré sa persistance dans quelques cas; témoin cette jeune femme de vingt-deux ans qui présenta pendant un mois des arthropathies successives et peut cependant quitter le service sans lésion orificielle apparente (Obs. 96). Un jeune homme présenta pendant sa crise articulaire quelques arythmies cardiaques.

Chez un enfant qui succomba dans le service, on trouva une endocardite ulcéro-végétante ; mais la lésion endocarditique n'était nullement en rapport avec la fluxion rhumatismale légère qu'avait présentée ce petit malade antérieurement ; elle était sous la dépendance manifeste d'un processus infectieux autrement actif.

VII. — OTALGIES ET OTITES

Otalgie..., 101.
Otalgie, fièvre, amygdalité suppurée, 150.
Otalgie, fièvre, angine, adénite, 158.
Otalgie, éruption lichenoïde, 102.
Otalgie, fièvre, éruption et angine, 219.
Otite double, 171.
Otite et fièvre, 102-108.
Otite, fièvre, albuminurie, 125-126.
Otite, fièvre, arthropathies, 151.
Otite pseudo-membraneuse, fièvre, astasie-abasie, 354.
Otite, fièvre, croup non diphtérique, bronchopneumonie, 155.
Otite, fièvre, arthropathies, endocardite ulcéreuse, 156.
Otite, fièvre, adénite, angine, 159.
Otite, fièvre, adénite, bronchite, 162.
Otite, fièvre, adénite, albuminurie, 163-164.
Otite, fièvre, adénite, albuminurie, angine, 170.
Otite, fièvre, éruption, 198-199.
Otite, fièvre, éruption, adénite, albuminurie, angine, 219.

La scarlatine joue un rôle important dans la genèse des maladies de l'oreille ; elle se rencontre dans l'étiologie de ces affections beaucoup plus souvent que la rougeole et la variole. L'otite moyenne scarlatineuse est la plus grave des otites des fièvres éruptives.

Bezold, en comparant les maladies de l'oreille survenues dans la scarlatine, la rougeole et la diphtérie, trouve que les deux dernières maladies infectieuses causent ensemble à peine le quart des maladies de l'appareil auditif qui surviennent dans la scarlatine.

Les auteurs sont loin d'être d'accord sur sa fréquence : Bader la rencontre dans 33 pour 100 des cas sous forme légère, non suppurative, caractérisée par des douleurs peu intenses et une élévation de la température ; la forme suppurée serait de 4,55 pour 100.

M. le Dr Roger dans une étude sur les maladies infectieuses. (*Rev. de méd.* 97) assigne aux lésions suppuratives de l'oreille l'importance suivante : chez l'enfant au-dessous de 14 ans, on les observerait dans une proportion de 8,80 pour 100 des cas, dans 2 pour 100 seulement chez l'adulte. M. Apert, donne un chiffre beaucoup plus élevée ; dans 20 pour 100 des cas, l'appareil auditif ou la mastoïde serait touchée.

L'otite peut apparaître pendant les 15 premiers jours, plus souvent après la fin de l'éruption, parfois plus tard, c'est ainsi que nous avons pu recueillir, pour nos 1473 malades atteints de scarlatine, 27 cas de lésions inflammatoires de l'oreille, survenues à la convalescence c'est-à-dire du 16e au 30e jour. Cinq fois il s'agissait d'otalgie simple et 22 fois d'otorrhée purulente.

La forme légère consistant en tintements d'oreille, douleurs, diminution de l'acuité auditive avec fièvre, a donc été peu observée, eu égard à la fréquence de l'otite suppurée. Cette dernière débutait en général par une douleur extrêmement vive, localisée soit au niveau de la mastoïde, soit au niveau du conduit auriculaire, provoquant de l'insomnie, de l'agitation et de la fièvre ; celle-ci surtout marquée lorsqu'il existait en même temps une autre complication : angine, albumine, adénite ou arthropathies.

L'incision pure et simple des téguments de la zone mastoïdienne pratiquée deux fois, a amené un soulagement immédiat.

Cette phase douloureuse ne persistait guère au-delà de 48 heures, la membrane tympanique se perforait rapidement d'elle-même et le pus se faisait jour par le conduit auditif externe.

Dans quelques cas, la paracentèse de cette membrane, pratiquée de bonne heure, ne semble pas avoir eu d'influence manifeste sur la marche postérieure des accidents : elle épargnait aux convalescents quelques heures de souffrance ; car dès que survient la perforation, naturelle ou artificielle, les douleurs cessent comme par enchantement, la fièvre tombe.

Une fois l'écoulement établi, il a présenté quelques degrés dans son abondance, sa durée qui a oscillé entre 4 et 15 jours dans la plupart des cas.

Une oreille était d'abord prise et, le processus inflammatoire s'arrêtait là, ou bien s'étendait secondairement à l'autre organe, avec prédominance d'un côté ; parfois la lésion était bilatérale d'emblée.

Les troubles fonctionnels que nous avons observés chez nos malades ont été peu graves ; chez quelques-uns on a noté une diminution légère de l'acuité auditive, chez d'autres dans les formes intenses, une surdité complète, mais passagère ; ou bien le sens de l'ouïe restait intact.

A leur sortie, les malades qui avaient présenté ces manifestations suppuratives et dont l'otorrhée était tarie, avaient récupéré complètement leurs facultés auditives.

Quatre parmi eux quittaient nos salles avec un léger

écoulement séro-purulent et trois conservaient une certaine dureté de l'ouïe du côté atteint.

On a signalé, comme complications de ces otites, les méningites, les abcès du cerveau, la carie du rocher avec paralysie faciale, la carie et l'expulsion d'une partie ou de la totalité des osselets, les ulcérations des gros vaisseaux, les altérations du côté de l'œil ; dans notre statistique nous ne relevons aucune de ces lésions.

Quand l'examen bactériologique du pus a été pratiqué, il a démontré qu'il s'agissait d'une infection secondaire à streptocoque. Un cas cependant a fait exception à cette règle. Chez un enfant de 3 ans (Obs. 154) on a vu survenir un mois après le début de la scarlatine, une otite de nature pseudo-membraneuse à tétragène.

En dehors de certaines conditions étiologiques favorisant les infections secondaires : telles l'influence du froid, l'alimentation précoce, l'encombrement, la tendance à telle ou telle complication de certaines épidémies, le manque de soins du côté de la cavité buccale, deux facteurs paraissent jouer un rôle important dans la pathogénie des accidents de l'oreille : l'angine et surtout le coryza purulent. Depuis longtemps, on avait remarqué que les angines graves du début avec de grosses adénopathies engendraient facilement des complications auriculaires.

Le coryza purulent joue un rôle plus manifeste ; M. Roger a particulièrement insisté sur cette complication de la période d'état, complication fréquemment mortelle. C'est un véritable jetage qui se fait continuellement par les narines ; parfois peu abondant, cet écoulement peut prendre dans d'autres cas des proportions énormes. Les lèvres les joues, le menton sont recouverts par une matière purulente, filante, visqueuse, jaune ou jaune verdâtre, qui en se desséchant, forme sur le visage un enduit crouteux donnant au malade un faciès particulier.

Chez nos malades atteints d'otite, nous retrouvons cinq fois l'existence d'un coryza purulent à la période d'état ; en tenant compte de sa rareté relative, nous pouvons conclure qu'il est presque toujours suivi de manifestations intéressant l'appareil de l'ouïe.

L'infection se propage de la cavité naso-pharyngienne à la trompe d'Eustache : on a interprété de différentes manières le mécanisme des lésions de l'oreille moyenne. Voici quelques hypothèses d'après les *Archives des maladies de l'oreille* publiées en Allemagne.

« L'unité du système vasculaire de la cavité du tympan et de la cavité naso-pharingienne, en même temps que la relation intime qui existe entre le muscle tenseur du voile et le muscle tenseur du tympan expliquent la fréquence de l'extension des affections pharyngées à l'appareil auditif par l'intermédiaire de la trompe.

Les troubles de l'ouïe seraient dus à un changement dans la pression atmosphérique de l'oreille moyenne. La contraction du muscle tenseur du voile du palais est augmentée.

L'hyperhémie des vaisseaux qui entourent le muscle tenseur du tympan augmente la contraction de ce muscle et produit une forte propulsion en dedans de la membrane du tympan, et par conséquent une plus forte pression de l'étrier sur la fenêtre ovale. Il en résulte une augmentation de pression dans le labyrinthe qui occasionne des troubles de l'ouïe très notables ».

D'après Koren, l'inflammation peut se propager à l'oreille moyenne soit par l'intermédiaire du courant d'air, soit par le courant sanguin. Les microbes trouvent, sur cette muqueuse modifiée par l'état d'hyperhémie, un terrain d'autant plus favorable à leur développement que l'oreille moyenne est une excellente étuve pour micro-organismes (chaleur, humidité, air).

Aujourd'hui nous savons que dans la majorité des cas, l'infection se fait de proche en proche, soit insensiblement, soit d'une façon massive, comme dans les observations rapportées par M. Lermoyez, de contamination de l'oreille, consécutive à des irrigations de la gorge ou du nez soumises à une pression trop élevée.

VIII. — QUELQUES MANIFESTATIONS PLUS
RARES DU COTÉ DES AUTRES ORGANES.
SCARLATINE ET ERYSIPÈLE ;
SCARLATINE ET SUPPURATION.

En dehors des localisations morbides fréquentes que
nous venons d'étudier, les autres appareils, ont pu, à un
moindre degré il est vrai, être contaminés par le poison
scarlatineux.

Appareil circulatoire. — L'organe central de la circulation,
dès le début de la maladie est intéressé dans son rythme ;
il y a de la tachycardie associée à des irrégularités, des
arythmies, et un éréthysme cardiaque presque constant :
ces manifestations semblent être sous la dépendance directe
d'un élément toxique intéressant les nerfs modérateurs de
l'organe.

Les lésions orificielles ne surviennent qu'exceptionnellement au cours de cette fièvre éruptive : nous n'en relevons
que deux cas pour 1473 malades, dont un assez grand
nombre avait déjà eu le cœur mordu par des attaques antérieures de rhumatisme articulaire aigu.

Ce fut d'une part (Obs. 180), un jeune homme de 20 ans,
qui, à son arrivée à l'hôpital était porteur d'un souffle dias-

tolique intense à la base, dû à une insuffisance aortique, contractée probablement cinq années auparavant à l'occasion d'une grippe très grave. Pendant la convalescence de sa scarlatine, il présenta quelques désordres cardiaques : frottement péricardique, faux-pas, angoisse précordiale, irrégularités de pouls ; ces accidents disparurent assez rapidement, mais au moment où ce malade quittait l'hôpital, on constatait l'existence d'un souffle systolique de pointe, très net, se propageant dans l'aisselle.

Le deuxième cas, concerne un jeune enfant de 8 ans (Obs. 156) qui entra à l'hôpital pour une scarlatine grave ; après une période d'état assez inquiétante, une convalescence à peu près normale s'établit, puis le vingt-sixième jour, la température remonte à 40° pour s'y maintenir jusqu'à l'issue fatale. Pendant ce laps de temps, le petit malade paraissait profondément infecté ; il accusait une dyspnée et un abattement extrêmes, offrait çà et là des zones œdémateuses, bien que les urines fussent normales ; le pouls était petit et irrégulier.

Mort dans le collapsus le vingt-quatrième jour.

A l'autopsie, on trouva une endocardite ulcéro-végétante, avec un abcès du cœur droit, au niveau de l'infundibulum, pleurésie légère à droite.

Nous nous souvenons avoir vu, en 1895, à l'hôpital Laënnec, dans le service de M. Méreklen, dont nous avions l'honneur d'être le stagiaire, une jeune fille de 20 ans, atteinte quelques semaines plus tôt d'une scarlatine grave, qui fit à cette époque des poussées d'endopéricardite, de néphrite hémorrhagique et d'arthropathies avec état général inquiétant. Après quelques mois de séjour à l'hôpital, les accidents s'étaient amendés, mais une symphyse cardiaque était constituée.

M. le D^r d'Anfreville de la Salle (*Thèse de Paris* 1898), a étudié d'une façon toute particulière, les souffles anorganiques que l'on rencontre fréquemment au cours des maladies infectieuses et de la scarlatine en particulier, il a montré avec soin leur caractère mésosystolique, leur variabilité de timbre et d'intensité, leur instabilité : nul doute que des observateurs n'aient confondu ces souffles avec de prétendues endocardites.

On peut encore entendre, au niveau de la pointe, dans certains cas de néphrite, un bruit de galop, accompagnant une hypertrophie cardiaque.

Plusieurs enfants atteints de scarlatine et revus plus tard offraient une augmentation de la zone de matité cardiaque, un peu de tachycardie et une exagération du choc précordial.

Le système périphérique peut être envahi également par les germes infectieux : Un jeune homme de 20 ans, fit une artérite oblitérante de la poplitée bientôt suivie de gangrène et succomba rapidement au milieu de phénomènes adynamiques.

Appareil respiratoire. — Plusieurs de nos convalescents, ont été pris d'épistaxis, de coryza ; l'un d'eux rendit du pus par la narine droite pendant plusieurs semaines : il était vraisemblablement porteur d'une sinusite maxillaire ; d'autres firent des poussées de bronchite légère, de congestion pleuro pulmonaire superficielle. Quelques albuminuriques eurent des accès de dyspnée ; un enfant présenta un épanchement pleural ; une pneumonie du sommet a issue favorable, survint à la fin de la convalescence chez un petit malade de six ans.

Les trois cas suivants furent plus tragiques : Une jeune femme de 17 ans, dont nous avons déjà parlé à propos de l'albuminurie (Obs. 172) succomba à un œdème suraigu du poumon; deux enfants l'un au début, l'autre à la fin de la convalescence, contractèrent une broncho-pneumonie mortelle.

L'un d'eux présenta tous les symptômes d'une sténose laryngée, on porta le diagnostic de croup et on fit une injection de sérum antidiphtérique : l'examen bactériologique fut négatif au point de vue du bacille de Klebs-Lœffler, les exsudats pharyngés ne renfermaient que des streptocoques.

A l'autopsie, on trouva le larynx à peu près sain, et des foyers de broncho-pneumonie disséminés dans tout le parenchyme pulmonaire ; il s'agissait probablement d'un spasme laryngé, d'origine reflexe, à point de départ pulmonaire.

Tube digestif et foie. — La bouche a pu être le siège de quelques altérations; une stomatite aphteuse survint chez une jeune femme, deux autres eurent des poussées de gingivite ; les accidents les plus fréquents du côté du tube gastro-intestinal ont consisté en vomissements, en alternatives de diarrhée rebelle et de constipation opiniâtre. Un jeune homme eut plusieurs crises d'entéro-colite muco-membraneuse avec selles sanguinolentes.

Le foie est surtout altéré à la période d'état ; on peut le trouver hypertrophié et douloureux, le tégument est susceptible de prendre une teinte subictérique et les urines renferment parfois des pigments biliaires. Chez un seul convalescent le foie fut douloureux à la pression. Dans un autre cas, qui concerne une jeune femme de 18 ans (Obs. 181) la vésicule biliaire était en cause. Elle fit plusieurs poussées de cholécystite avec phénomènes de péritonisme et état général inquiétant. Elle guérit cependant assez facilement.

Système nerveux. — Les manifestations nerveuses de la scarlatine ont été étudiées avec une compétence toute particulière par le Dr Moureyre (de Clermont-Ferrand); nous nous contenterons de signaler simplement les phénomènes intéressants qui se sont montrés à la convalescence chez nos malades. Ce sont d'abord des névralgies intéressant les différentes régions; névralgies sus-orbitaire, faciale, intercostal et la névralgie sciatique associée à des arthrites coxofémorale et fémoro-tibiale.

Une hystérie toxique, post-scarlatineuse, à mouvements choréiformes, s'est développée chez une fillette de 8 ans (Obs. 175). Chez un autre enfant, atteint de néphrite intense avec hématuries (Obs. 126), on vit survenir plusieurs accès éclamptiques, qui disparurent rapidement.

Un petit garçon de 3 ans, présenta à la fin de la convalescence, le syndrôme astasie-abasie, alors que l'on avait tout d'abord pensé à une paralysie infantile post-scarlatineuse (Obs .154).

Appareil génito-urinaire. — A titre de curiosité, nous rapportons ici quelques manifestations légères intéressant cet appareil.

Deux jeunes femmes eurent à l'occasion de poussées arthropathiques, des crises de rétention d'urines, crises qui durèrent dix-huit et vingt-quatre heures; il s'agissait là d'un trouble nerveux quelconque. Une fillette de 11 ans, présenta un écoulement vulvaire abondant. Enfin un jeune homme de 18 ans (Obs. 182), était complètement guérie d'une blennorrhagie antérieure, au moment où il contracta une scarlatine de moyenne intensité; pendant la convalescence, en même temps qu'une poussée fébrile, l'écoulement se rétablit et quelques jours plus tard, une épididymite gauche très douloureuse existait. La scarlatine avait-elle suffi à réveiller le gonocoque et à déterminer cette localisation !

Appareil de la vision. — Les complications oculaires de la scarlatine sont rares. Le catarrhe oculo-nasal a existé chez une quinzaine de malades à la période d'invasion, l'hyperhémie conjonctivale du début a toujours été passagère.

A la convalescence, quelques sujets ayant des urines albumineuses, ont accusé un certain degré d'ambliopie ; trois autres ont eu des poussées de conjonctivite et une fois il y eut une légère ulcération de la cornée. Une jeune enfant, atteinte successivement de scarlatine et d'érysipèle de la face (Obs. 189) fit un abcès de l'angle interne de la cavité orbitaire. Quelques ecchymoses sous-conjonctivales furent relevées chez le petit malade (Obs. 126) qui avait présenté des phénomènes éclamptiques.

Enfin on nota chez deux jeunes sujets une tuméfaction oculaire douloureuse transitoire, sans autres troubles fonctionnels.

Les modifications de la *glande thyroïde* au cours de la scarlatine ont été lumineusement décrites dans la remarquable thèse de M. le Dʳ Garnier.

Cet organe est en général hypertrophié pendant l'évolution de la maladie, le cou est plus gros qu'à l'état normal, en dehors bien entendu, de toute adénopathie. Chez deux de nos malades femmes (Obs. 168) cette glande a été le siège d'une tuméfaction douloureuse à la convalescence.

Peau et tissu cellulaire. — *Scarlatine et érysipèle ; scarlatine et suppurations.* — La peau peut être envahie par le microbe habituel des manifestations secondaires ; le streptocoque pyogène ; dans ces cas on peut voir apparaître des plaques érysipélateuses.

En 1891, M. le professeur Jaccoud, dans une leçon clinique, publiait un cas d'érysipèle au cours d'une scarlatine, suivi de suppuration. Il concluait :

« Cette observation est un exemple typique de la parenté bactériologique qui unit la scarlatine à l'érysipèle. Bien que nous n'en soyons pas autorisés à conclure que le micro-organisme, encore peu connu de la scarlatine, soit un streptocoque, proche parent des streptocoques mieux étudiés de la suppuration et de l'érysipèle, nous pouvons au moins affirmer la fréquence de la coexistence de ces divers agents infectieux. »

Le cas classique du professeur Heubner, qui recevant au visage des particules salivaires d'un scarlatineux fit un érysipèle de la face, est bien connu.

Cinq de nos malades, trois femmes et deux fillettes furent atteintes d'érysipèle de la face (Obs. 185-189) qui furent assez intenses dans trois cas ; les deux autres fois, la poussée érysipélateuse n'intéressa que les ailes du nez et un peu la lèvre supérieure et ne persista guère au-delà de 3 heures. Une fillette de 5 ans (Obs. 189) fit consécutivement un abcès de l'angle interne de la cavité orbitaire, dont le pus renfermait du streptocoque, chez l'autre enfant on nota l'existence d'une adénite suppurée.

L'adénopathie cervicale ou sous-maxillaire fut la règle dans tous les cas.

La guérison, bien que retardée par des complications, survint chez nos malades.

Enfin nous avons vu débuter le même jour, dans une famille, occupant un logement étroit, une érysipèle de la face, intense, avec fièvre élevée et délire chez le père, et une scarlatine normale chez une fillette de 14 ans.

Ces faits nous ont paru devoir être rapportés en raison du rôle de plus en plus important que prend chaque jour le streptocoque dans la genèse des accidents para-scarlatineux.

Quelques autres manifestations cutanées ont été observées : poussées herpétiques au niveau des lèvres et des ailes du nez (Obs. 136-161) ; éruption de zona (Obs. 179) ; œdèmes sans albuminurie (Obs. 136-173).

Par suite de la disparition de ses feuillets épidermiques, la peau, mal protégée, peut facilement être envahie par les microbes de la suppuration ; plusieurs de nos convalescents ont souffert d'abcès tubéreux de l'aisselle (Obs. 110) ; deux hommes ont vu leurs téguments recouverts par une furonculose presque généralisée ; chez l'un d'eux il y eut même une poussée d'ecthyma térébrant, affection qui ne frappe habituellement que le premier âge (Obs. 152-218).

La desquamation chez un jeune homme de 20 ans, fit complètement disparaître un pityriasis versicolor.

Dans d'autres cas, le pus se collecta plus profondément ; il s'agissait alors probablement d'infection endogène, le germe infectant avait dû être apporté soit par la voie sanguine, soit par la voie lymphatique. Telle serait la genèse des quelques lésions suppuratives suivantes : abcès du myocarde (156) ; abcès de l'angle interne de la cavité orbitaire (189) ; collection purulente au niveau des insertions inférieures des muscles de la patte d'oie (174) ; nappes puriformes multiples disséminées sur le thorax et les cuisses d'un jeune enfant de 10 ans (Obs. 109).

Si, à la fin de cette étude, on jette une vue d'ensemble sur les phénomènes suppuratifs observés au cours de la scarlatine : amygdalite phlegmoneuse, otite, adéno-phlegmon, abcès du myocarde, furonculose, ecthyma, abcès sous-cutanés, hydro-adénite, sinusite, etc., etc., on est amené à conclure que parmi les maladies infectieuses, la scarlatine est, après l'érysipèle, la plus apte à favoriser le développement des suppurations tardives.

IX. — ERUPTIONS SECONDAIRES

Rechutes, Récidives, Erythèmes infectieux

Les érythèmes secondaires, au cours de la scarlatine, ont depuis longtemps déjà, à l'étranger et surtout en Allemagne, attiré l'attention des observateurs.

En présence d'une éruption scarlatiniforme, survenant alors que l'exanthème initial a terminé son évolution normale, pendant la période de desquamation ou beaucoup plus tard, après plusieurs mois ou plusieurs années, on a été porté de suite à penser à l'existence d'une rechute ou d'une récidive (Trojanowki, Schwarz, Henoch, Kœrner, Baginsky).

Gehrardt propose la règle suivante » les vraies rechutes apparaissent dans une espace de temps qui calculé depuis la première atteinte, n'excède pas sensiblement la durée de l'incubation plus celle de la maladie, elles se comportent donc comme si l'infection dont elles résultent s'était développée pendant le cours de la première maladie, comme si celle-ci n'avait conféré aucune immunité et comme si le principe morbide avait parcouru encore une fois sa phase de développement dans le même organisme ». Inversement, il y a récidive, dit Senator, quand l'intervalle compris entre

les deux atteintes, est approximativement plus grand que
la période d'incubation.

Sous le nom de pseudo-récidive, la plupart des auteurs
allemands désignent un érythème secondaire apparaissant
pendant la période fébrile.

Ils confondent rechutes et récidives, en établissant des
degrés dans la succession des mêmes phénomènes morbides qui peuvent apparaître. Il s'agirait presque toujours
dans ces cas, d'une infection surajoutée.

Thomas, Kœrner, etc., distinguent.

1° Les pseudo-récidives, caractérisées par l'apparition d'un nouvel
exanthème vers le 12ᵉ ou 15ᵉ jour, quand la maladie dure encore.

2° Les récidives vraies, caractérisées par une seconde atteinte
franche et complète survenant pendant la desquamation ou la convalescence.

3° Les récidives tardives, qui surviennent plusieurs mois ou années
après.

En 1892, M. le Dʳ Jeanselme, dans un travail très docu-
menté, à propos des rechutes et récidives de la scarlatine,
reprenant les idées des auteurs allemands et y joignant ses
observations personnelles arrive à la classification suivante.

A) La fausse rechute (pseudo-récidive de Thomas,
Henoch), désigne un nouvel exanthème qui apparaît avant
la chute de la température, pendant l'évolution de certaines
scarlatines dont la période fébrile se prolonge anormale-
ment. Ce qu'il y a de caractéristique dans cet exanthème,
c'est son aspect morbilliforme, dont les taches n'arrivent
que difficilement et tardivement à se fusionner en nappe
continue.

B) La rechute apparaîtrait dans le cours de la 3ᵉ ou 4ᵉ semaine, dans toutes les formes cliniques, rien dans l'évolution de la première poussée ne fait prévoir le retour de l'éruption. La rechute n'est pas une image atténuée de la première atteinte, c'est la maladie tout entière qui reparaît et parcourt encore une fois son évolution cyclique.

C) La récidive est une maladie nouvelle, due à une infection nouvelle, alors que le premier germe morbide a été détruit, que l'organisme a perdu l'immunité acquise. L'intervalle compris entre les deux atteintes, bien que pouvant être très variable, ne serait en général que de quelques mois.

Au point de vue pathogénétique, la fausse rechute ne serait pas une manifestation du virus scarlatin ; Elle aurait pour origine une infection secondaire pénétrant probablement dans l'organisme à la faveur des altérations de la bouche.

Les rechutes comme les récidives seraient suivant certains auteurs, le résultat de nouvelles infections venues du dehors. La plupart des pathologistes cependant ne voient dans la rechute usuelle qu'une nouvelle manifestation de la première et unique infection.

La scarlatine et la rechute forment un tout, c'est une seule maladie en deux actes.

Pour Th. V. Jürgensen (in Nothnagel specielle pathologie). « La cause des érythèmes secondaires observés au cours de la scarlatine est assez troublante, mais il estime cependant que dans les deux formes de Thomas, pseudo et récidive, il ne s'agit pas d'une contagion nouvelle prise en dehors, mais du réveil des germes morbides que renferme l'organisme, fait suffisant pour reproduire le tout de la maladie ou simplement une partie (quelques accidents, fièvre, érythème) ».

Il serait utile, si l'on veut conserver le mot, dans la nosologie médicale, de rapprocher des fausses rechutes de Jeanselme et des pseudo-récidives de Thomas, le phénomène qui en France, est désigné sous le nom de « Reversion de Jaccoud ». Voici en quoi il consiste : L'évolution de l'éruption au lieu d'être continue, peut se faire en deux fois; l'exanthème après s'être rapidement constitué, s'éteint au bout de 24 heures, pour reparaître ensuite (reversion). Cette nouvelle poussée éruptive se distingue de la rechute en ce que les phénomènes généraux manquent complètement. (Noirat, Rayer, Blache et Guersant).

En 1896, à la Société médicale des Hôpitaux, M. Comby rapporte quatre observations de scarlatine recurrente, chez des enfants de 12, 5 et 2 ans et demi, relatées par Henoch dans ses leçons cliniques.

Observations : 1° Fille de 12 ans, prise 12 jours auparavant d'une scarlatine simple, n'ayant plus de fièvre depuis 5 jours, tout à coup reprise de la fièvre, délire, rougeur foncée sous la desquamation primitive, pharyngite, adénopathie, dépôt blanc sur les amygdales, temp. 39°5. Au bout de 4 jours cette nouvelle éruption disparait, l'enfant a une otite.

2° Enfant de 5 ans, 25 jours après une première atteinte de scarlatine, la fièvre se montre de nouveau 38°5 avec vomissements, angine, rougeur de la peau. Au bout de 5 jours, l'éruption nouvelle est terminée, mais elle est suivie d'une seconde desquamation.

3° Une fillette, 13 jours après une première atteinte de scarlatine, est reprise de fièvre 39° et présente un exanthème rouge diffus sur le tronc et les cuisses, otite.

4° Garçon de 2 ans 1/2, rechute de scarlatine, 4 semaines après la première poussée, pleurésie purulente à gauche ponctionnée deux fois et guérie.

Dans ces cas, il ne s'agit pas d'une nouvelle infection; on est obligé d'admettre que le virus scarlatineux n'a pas été entièrement éliminé dans la première attaque, d'où une nouvelle poussée.

Il faut se garder de prendre, dit Henoch, l'érythème simple ou l'urticaire que l'on voit souvent après la scarlatine, pour une rechute qui doit toujours être suivie d'une nouvelle desquamation.

M. Comby rappelle des observations analogues du Dr Sanné, in D. Dechambre, de Barthez et Rilliet, de Maurice Langier (*Gaz. hebd.* 1874), d'Unterhelzner, concernant surtout des enfants de 4 à 14 ans, le cas si intéressant du Dr Perigord, in *Limousin médical*: une fillette de 4 ans atteinte de scarlatine, a trois exanthèmes se succédant à de courts intervalles.

Dans son service de l'hôpital Trousseau, cet auteur vient d'observer 3 éruptions secondaires, avec symptômes infectieux, constituant de véritables rechutes, reproduisant trait pour trait, la première atteinte, érythème scarlatineux, énanthème, fièvre, desquamation.

MM. Rendu, Roger, Beclère n'acceptent pas ces conclusions; sans nier absolument la possibilité d'une rechute ils pensent que le plus souvent, il s'agit d'une érythème secondaire, d'ordre infectieux, pouvant s'accompagner d'une symptomatologie presque identique à celle d'une rechute vraie.

Rechute et récidive, mots facile à interpréter quand il s'agit de leur sens nosologique, deviennent d'une complexité toute particulière, quand on veut pénétrer plus avant dans leur pathogénie et étudier leurs rapports avec l'affection initiale.

La rechute est une reprise de la maladie, en totalité ou

en partie, sans réinfection ; la récidive est due à une infection nouvelle. La première fait son apparition à une époque précoce, survenant pendant la convalescence ; la seconde apparaît à une époque tardive alors que le malade a, depuis longtemps, recouvré la santé. Mais à quel moment finit la rechute et commence la récidive ? Au bout de combien de temps, le germe est-il détruit ?

Quand y a-t-il infection nouvelle ?

Rechutes. — Bien que signalée comme fréquente en Allemagne, la rechute de la scarlatine est regardée comme exceptionnelle en France. A ce propos, Henoch dit : « Je crois qu'avec plus de perspicacité, on observerait plus souvent les récidives de la scarlatine qu'on ne l'a fait jusqu'ici : il ne faut pas espérer toujours trouver un tableau complet, mais parfois une seule manifestation, fièvre ou érythème et cela d'une façon fruste. Dans la pratique privée, la récidive passera souvent inaperçue, mais à l'hôpital, où l'on se sert journellement du thermomètre, on aura l'attention attirée par une élévation thermique accompagnant parfois une ébauche d'exanthème » (Cité par Jürgensen).

Tous les auteurs qui acceptent l'existence de la rechute sont d'accord sur ses principaux caractères. Rien ne la fait pressentir, elle apparaîtra aussi bien dans les formes légères que dans les formes graves, en général, du 12e au 30e jour, après le début de l'infection initiale, tantôt un peu plus tard, tantôt un peu plus tôt ; d'intensité variable, elle sera ou plus faible ou plus violente, pouvant même se terminer par la mort. On pourra assister à une symptomatologie analogue à celle de la première atteinte, fièvre, éruption, angine, adénopathie, ou bien un seul de ces éléments, avec un érythème polymorphe à la rigueur, constituera toute la rechute. On a donné peu de détails sur le caractère de l'éruption secondaire, élément primordiale de la rechute cependant. Il est simplement fait mention des érythèmes morbilliformes constituant les fausses rechutes. Peu de chose dans la littérature médicale sur les exanthèmes de la rechute, seul Felssinger, soutient que le virus scarlatin peut manifester ses effets aussi bien par des éruptions variées (papuleuse, bulleuse, lichenoïde prurigineuse) que par des érythèmes scarlatiniformes secondaires. L'étiologie de la rechute, d'une façon générale, dans les maladies infectieuses est mal connue. On a constaté des prédispositions individuelles, (enfant faisant 3 éruptions successives dans un intervalle de temps très court). Elle serait favorisée par les saisons pluvieuses et humides, l'agglomération des scarlatineux dans des locaux insuffisants et mal aérés, l'alimentation trop rapide ou trop abondante, l'influence du froid ou de la fatigue, autant de causes capable de réveiller un microbisme latent, qui attend l'occasion de se manifester.

Récidives. — A côté des fausses rechutes et des rechutes, il y a la récidive vraie, admise par la majorité des auteurs, bien qu'elle soit très rare dans la scarlatine, beaucoup plus rare qu'on ne l'a dit ; aujourd'hui surtout « que la tendance est d'augmenter l'importance des rechutes au dépens des récidives et d'admettre que les microbes restent sommeillants dans les organes et les tissus préts à reprendre l'offensive à la moindre cause occasionnelle » (Roger).

L'immunité acquise est la règle après une première atteinte, mais cette immunité peut être passagère comme l'immunité vaccinale (peut être existe-t-il des variétés dans la virulence) et celle-ci une fois épuisée, une seconde infection est possible, une nouvelle maladie se produit.

Cette récidive apparaît plusieurs mois ou plusieurs années après la première atteinte ; c'est une maladie nouvelle dont la gravité est, comme celle des rechutes, extrêmement variable ; pouvant être mortelle, elle est le plus souvent bénigne. On a signalé plusieurs récidives chez un même sujet, d'où l'idée de Jeanselme, que certains individus ont une prédisposition héréditaire et familiale aux récidives de scarlatine, qu'il ne faut pas confondre avec les érythèmes scarlatiniformes desquamatifs récidivants et certains eczémas difficiles à diagnostiquer.

Les érythèmes de la convalescence, par leur nombre et les manifestations morbides qui les accompagnent, méritent une place importante parmi les phénomènes tardifs. Il nous a été possible de recueillir quarante cas de ces efflorescences, ce qui nous donne une fréquence moyenne de 2,75 p. 100.

Elles surviennent, surtout chez l'adulte, avec une prédilection marquée pour certaines années comme on peut s'en rendre compte par ce tableau :

Années	Nombre de malades	H	F	E	
1896.	340	10	7	2 :	19
1897.	160	3	1	» :	4
1898.	200	2	1	» :	3
1899.	773	2	9	3 :	14
		17	18	5 :	40

Dates d'apparition. — Cet érythème s'est montré du quatrième au trentième jour, après la fin de l'éruption initiale ;

1 fois au	4e	jour	
1 — —	8e	—	
1 — —	9e	—	
3 — —	12e	—	
4 — —	13e	—	
2 — —	14e	—	
3 — —	15e	—	
2 — —	16e	—	
3 — —	17e	—	
2 — —	18e	—	
3 — —	19e	—	
3 — —	20e	—	
2 — —	21e	—	
2 — —	22e	—	
1 — —	23e	—	
2 — —	25e	—	
1 — —	26e	—	
1 — —	27e	—	
1 — —	28e	—	
1 — —	29e	—	
1 — —	30e	—	

Chez deux de nos malades, il y eut une première poussée éruptive au seizième et dix-huitième jour et une seconde au vingt-troisième et vingt-huitième jour.

Topographie. — Ces éruptions quelquefois généralisées étaient le plus habituellement partielles; elles occupaient de préférence la face antérieure du thorax, l'abdomen, le dos, la face antérieure des cuisses, les plis de flexion des membres supérieurs et inférieurs, le cou, les jambes et la face dorsale des pieds. Le visage ne fut envahi qu'une seule fois.

Caractères de l'éruption ; tableau clinique. — Cet érythème s'est présenté sous des aspects très différents ; tantôt il prenait le caractère d'une éruption prurigineuse avec des démangeaisons extrêmement pénibles, ou bien il offrait l'aspect lichenoïde ou papuleux. D'autres fois, cette éruption débuta par l'apparition de macules de grandeur variable, séparées les unes des autres par des intervalles de peau saine ; le lendemain, elle atteignait son fastigium en présentant un type morbilliforme très net, puis les téguments commençaient à pâlir. Dans d'autres cas, les macules devenaient confluentes et constituaient un érythème nettement scarlatiniforme. Nous avons observé aussi des éruptions scarlatinoïdes d'emblée. Chez un jeune homme de 20 ans (Obs. 197), la manifestation cutanée était constituée par quelques larges placards isolés, d'un rouge sombre, occupant le tronc. Un jeune enfant de 18 mois (Obs. 214) atteint de scarlatine grave avec angine inquiétante à son entrée, non diphtérique (l'examen bactériologique le démontra ensuite) reçut 20 centimètres cubes de sérum anti-diphtérique ; il fit une poussée éruptive au dix-septième jour de sa scarlatine (huit jours après l'injection) ; elle était formée par des éléments rappelant l'érythème polymorphe érythémato-papuleux. Enfin chez un adulte, on vit deux jours après l'ingestion d'antipyrine, une légère efflorescence apyrétique. Dans ces deux derniers cas, s'agissait-il d'une action toxi-microbienne, ou simplement d'une action médicamenteuse due au sérum et à l'antipyrine.

Quelques-unes de ces éruptions furent apyrétiques ou légèrement fébriles, la température ne dépassant pas 38° ou 38°5. Le plus habituellement elles étaient accompagnées de divers autres symptômes. Les phénomènes pharyngés se rencontrèrent dix-neuf fois : angine pultacé (5), amygdalite cryptique (2), amygdalite érythémateuse (6), angine herpétique (1), amygdalite phlegmoneuse (3), énanthème buccopharyngé sans angine ni dysphagie (3).

Ces manifestations pharyngées ne rappelaient en rien l'angine de la période d'invasion, elles ressemblaient aux accidents de même ordre, observés à la convalescence en dehors de toute éruption.

L'angine ne précéda qu'exceptionnellement l'érythème, elle en fut contemporaine, ou elle apparut 12 ou 24 heures après lui. Nous avons signalé antérieurement la fréquence de l'albuminurie (11 fois) et les accidents graves qu'elle a pu engendrer (Obs. 211-226-227). Les adénopathies existèrent chaque fois que l'organisme parut profondément infecté. Les atropathies et les otites ne furent pas exceptionnels au milieu de ces symptômes. Chez quelques-uns de nos convalescents, l'association de ces diverses manifestations provoqua un état général inquiétant pendant quelques jours (Obs 221-226) ; tous guérirent assez facilement malgré un reliquat albuminurique conservé par certains d'entre eux.

Cette poussée éruptive se répéta chez deux de nos sujets : ce fut d'une part, un jeune homme de 20 ans (Obs. 221) qui présenta un premier érythème partiel, au niveau du thorax avec albuminurie intense et réaction fébrile assez marquée 39°. Au bout de 10 jours, les accidents s'étaient amendés, les urines étaient presque normales ; à ce moment, la fièvre se rallume (40°2), une nouvelle éruption scarlatiniforme généralisée apparaît, le malade se plaint de douleurs lombaires, de point de côté, de dyspnée. Les urines sont rares, sanglantes. Le poumon est le siège de plusieurs foyers congestifs, crachats hémoptoïque, râles dans toute la poitrine ; il y a rejet de selles diarrhéiques noirâtres. Un traitement énergique et une hygiène sévère eurent raison de ces accidents, mais l'albuminurie persistait encore un mois plus tard au moment de la sortie. Le second cas (Obs. 226) concerne une jeune femme qui, à la suite d'une scarlatine grave, fit également deux éruptions secondaires, la seconde associée à cet état général alarmant.

Durée, Desquamation. — La durée de ces éruptions fut courte en général ; elles ne persistèrent guère au-delà de 24, 36 et 48 heures ; 4 fois, elles recouvrirent les téguments pendant 3 jours. Enfin elles subsistèrent 5 jours dans un cas et 6 jours dans l'autre : il y eut alors une seconde desquamation, superposée à la première.

Discussion. — Ce tableau clinique est le même que celui du syndrôme tardif, il se présente avec la même richesse dans ses variétés ; il n'y en a plus, que l'élément éruption ; et cette éruption, si variable dans sa forme, est loin de rappeler, le caractère uniforme de l'efflorescence scarlatineuse. Elle se rapproche plutôt de l'érythème infectieux dont le polymorphisme est bien connu. Les manifestations secondaires, constituant le syndrôme tardif, sont presque toutes sous la dépendance de l'infection streptococcique. Cet agent pathogène a envahi l'organisme, grâce aux portes d'entrée qu'ont créées les lésions amygdaliennes du début. Ce microbe, est bien lui aussi, capable de produire des éruptions ; son pouvoir érythémogène a été bien démontré depuis plusieurs années par d'importants travaux. M. le Professeur Hutinel a attiré l'attention sur les exanthèmes qui apparaissent à la convalescence de certaines maladies infectieuses; le rôle du streptocoque dans leur production paraît indéniable.

M. le Dr P. Claisse, dans sa thèse inaugurale, relève, à la à la période de l'infection bronchique suraiguë, à trois reprises différentes, l'existence de manifestations cutanées dont le caractère était essentiellement polymorphe ; dans ces cas l'agent pathogène était le streptocoque. MM. P. Le Gendre et P. Claisse ont rapporté l'observation d'un érythème papulo noueux survenu au cours d'une amygdalite à streptocoque.

M. Mussy a montré le rôle de ce microbe dans la genèse des érythèmes post-diphtéritiques. Chez les enfants atteints de scarlatine avec angine et injectés, la proportion des éruptions est beaucoup plus élevée que celle qui s'observe dans le pavillon de la diphtérie ; chez les premiers, on a une moyenne de 28 0/0, chez les diphtériques de 10 à 15 seulement ; ce qui concorde bien avec cette remarque de M. Sevestre que les éruptions se voient surtout avec les angines à streptocoques. Le sérum, dans ces cas ne serait donc pas le seul agent à incriminer, le streptocoque lui aussi, serait capable de produire certaines efflorescences.

Nous savons donc, que des érythèmes scarlatiniformes, ou polymorphes, reconnaissant le streptocoque pour origine, peuvent apparaître, après les affections les plus diverses, érysipèle, diphtérie, broncho-pneumonie, amygdalite ; que souvent, à ces érythèmes est annexé un cortège symptomatique, albuminurie, adénite, fièvre, arthropathie, rappelant celui qui accompagnait nos éruptions secondaires. Pourquoi après la scarlatine, ne verrait-on pas des érythèmes infectieux semblables. Pour prouver, qu'il existe des cas de rechute, comme le fait excellemment remarquer M. Béclère, il faudrait tout d'abord mettre hors de cause cette infection secondaire à streptocoque, si fréquente, qui peut compter l'érythème scarlatiniforme au nombre de ses manifestations.

X. — ETIOLOGIE, PATHOGÉNIE, PRONOSTIC, TRAITEMENT.

Etiologie. — Il n'existe pas de rapport constant entre l'intensité du processus infectieux et la possibilité de complications tardives; les formes légères exposent aux mêmes accidents que la scarlatine ordinaire.

Barthez et Rilliet, Coualarmanach ont rapporté des observations de scarlatine apyrétique, de scarlatinette, suivie de manifestations tardives assez sérieuses. Très souvent des formes hyperthermiques se sont terminées par une défervescence brusque, et aucune réaction fébrile secondaire n'est survenue au cours de la convalescence, alors que des températures primitivement peu élevées ont offert de nombreuses ascensions thermiques consécutives.

Dans quelques cas, on peut, comme au cours de différentes maladies infectieuses, prévoir l'éclosion de ces manifestations post-scarlatineuses, l'apyrexie n'est pas franche, la température oscille entre 37° et 37°5, le malade accuse un certain malaise général; il paraît être en puissance d'infection.

La reprise précoce de l'alimentation, l'influence du froid et de la fatigue, l'encombrement des milieux hospitaliers, le manque de propreté du côté de la peau et des muqueuses, sont autant de causes capables de réveiller un microbisme latent ou de favoriser le développement d'une infection secondaire. Enfin, certains individus, par le fait même de leur idiosyncrasie, sont plus exposés que d'autres à contracter toutes les localisations infectieuses que nous avons étudiées.

Pathogénie. — Le streptocoque paraît être l'agent provocateur le plus habituel de toutes les manifestations du syndrome tardif et des érythèmes post-scarlatineux ; c'est constamment lui, en effet, que l'on retrouve dans les infections secondaires. Il existait dans le pus des adénophlegmons, que nous avons observés, soit à l'état de pureté, soit associé à d'autres microbes. M. Apert le signale dans toutes les angines survenues à la convalescence. Pendant notre séjour à l'hôpital de la Porte d'Aubervilliers, nous avons eu l'occasion de voir un certain nombre d'angines tardives, les tubes de culture ensemencés avec les produits amygdaliens ne donnèrent naissance le plus souvent qu'à du streptocoque ; il se trouvait parfois aussi en compagnie de divers cocci, de petits bâtonnets ovalaires ne ressemblant en rien au bacille de Klebs-Lœffler et d'un tétracoque bien étudié par MM. Roger et Hentgen. Ces auteurs ont rencontré ce microbe surtout dans les angines du début de la scarlatine, où il existait dans 85 pour 100 des cas. Il se présentait soit sous forme de tétrades typiques, soit sous forme de zooglée. Hentgen le signale également dans les urines ou le rein des néphrites scarlatineuses, dans le pus de pleurésies purulentes, dans le liquide de certaines otorrhées.

Malgré les analogies de cet agent infectieux avec le tétragène classique, Hentgen ne se croit pas en droit jusqu'à nouvel ordre, de conclure à leur identification.

Le pus des otites, quand il fut examiné, ne renfermait au début que du streptocoque à l'état de pureté, secondairement l'invasion par le staphylocoque avait lieu ; une otite pseudo-membraneuse relevait de l'infection tétragénique.

Cinq malades furent atteintes pendant leur convalescence d'érysipèle de la face : le streptocoque ici encore, était bien en cause. Une artérite de la poplitée ayant provoqué des phénomènes gangréneux et consécutivement la mort relevait de la même cause. Le coryza purulent reconnaît la même pathogénie infectieuse. M. Courtois, examinant systématiquement les urines de convalescents scarlatineux ayant eu de l'albuminurie, a fréquemment rencontré le streptocoque, soit à l'état de pureté, soit associé à d'autres microbes (*Thèse Paris*, 1899).

Dans un cas de mort (Endocardite ulcéreuse, obs. 150), le sang du cœur et de la rate contenait du streptocoque ; les cultures donnèrent des colonies du même microbe.

L'infection scarlatineuse semble donc bien préparer un terrain favorable à la pullulation de ce micro-organisme et exalter sa virulence pour en faire l'hôte dangereux que nous connaissons.

Introduit dans l'économie, grâce aux lésions amygdaliennes, il peut se cantonner au niveau des cryptes, ou bien franchissant leur barrière, gagner les cavités sinusiennes de la face, la caisse tympanique, les ganglions des régions voisines. Il pourra même dépasser ces nouveaux obstacles et se déverser dans l'organisme, où il lui sera loisible de se fixer au niveau des divers organes, rein, cœur, poumons, articulations, vaisseaux :

Il séjournera au point choisi, à l'état d'hôte inoffensif jusqu'au jour où une cause favorable à son exaltation et à sa pullulation lui permettra de déterminer les lésions que nous avons étudiées.

Quant aux érythèmes, ils seraient dûs à l'action de produits solubles, sécrétés par ce streptocoque ; il s'agirait alors de phénomènes toxiques : Trousseau avait bien entrevu la nature toxique de ces exanthèmes, quand à propos des éruptions cutanées des maladies générales et des intoxications, il écrivait « Dans un cas comme dans l'autre c'est toujours une matière morbillique, mise en contact avec le sang, qui, cheminant avec lui, se présente aux divers émonctoires et produit une irritation qui se traduit par des éruptions. »

Le Pronostic des manifestations tardives est en général bénin, seule l'altération rénale peut vraiment prêter à discussion, Charcot, Thomas ont prétendu qu'il n'y avait pas de lésions permanentes du rein dans les albuminuries tardives ; aujourd'hui un grand nombre d'auteurs admettent que la scarlatine exerce sur le rein, non seulement une action proche, mais encore une action éloignée, le mettant en état de moindre résistance.

Le pronostic serait plus favorable chez l'enfant, dont l'organe soumis à une série de rénovations successives, pourrait récupérer son intégrité première.

Le scarlatineux albuminurique, dont le rein n'est pas adultéré par une maladie antérieure, soumis au régime lacté absolu et à une hygiène sévère, verra sa néphrite disparaître assez rapidement dans la majorité des cas; si des accidents surviennent, souvent il ne faudra pas en chercher la cause, en dehors de quelques imprudences commises par le malade (alimentation, froid, fatigue).

Les foyers suppuratifs, incisés de bonne heure et largement drainés, guériront rapidement.

Les arthropathies ont été légères et transitoires, aucune n'est arrivée au stade suppuratif ; les phénomènes angineux ont été remarquables par leur bénignité.

La broncho-pneumonie, survenue chez deux jeunes enfants affaiblis et déjà infectés, a frappé avec sa brutalité habituelle.

Quelques érythèmes infectieux secondaires ont semblé, à un moment donné, vouloir compromettre la convalescence de nos malades ; mais bientôt les manifestations inquiétantes s'amendèrent et la guérison fut complète chez tous.

Traitement. — Il sera purement symptomatique : Les ascensions thermiques seront combattues avec succès par l'antipyrine.

Les applications locales de salicylate de méthyle et l'administration à l'intérieur de phénacétine ou de salophène auront facilement raison des manifestations articulaires.

Les lavages fréquents de la gorge avec une solution antiseptique (eau boriquée, solution de Galippe, liqueur de Labarraque) seront le traitement de choix des angines.

Dans toutes les suppurations, l'incision précoce avec drainage sera la méthode de nécessité.

Les pommades iodurées ont, dans quelques cas exceptionnels, aidé à la résolution de certains empâtements péri-ganglionnaires.

Pour les otites, on se contentera d'irrigations fréquentes avec solution boriquée et d'application de mèches imbibées d'huile phéniquée ; s'il y a menace d'accidents méningitiques, quelques doses de calomel pourront être de quelque utilité.

De tous les médicaments employés contre l'albuminurie, le tannin est celui qui paraît donner les meilleurs résultats.

Les purgatifs salins, les douches rectales aideront dans une certaine mesure à l'élimination des toxines et préviendront ces diarrhées rebelles que l'on observe à la convalescence.

OBSERVATIONS (1)

Manifestations fébriles seules.

Nº 1. — Léon G..., 8 ans et demi, entre à l'hôpital de la Porte d'Aubervilliers, le 27 juin, 10 à 12 jours après le début d'une scarlatine peu intense, desquamation, fièvre légère. Apyrexie le 30 juin.

Du 9 au 14 juillet, sans cause appréciable, on assiste à la poussée fébrile suivante :

Du 9 au 13, température à cheval sur 38°.

Le 14 juillet, au soir, température 40°1 ; défervescence brusque le lendemain et courbe normale ensuite.

Nº 8. — Lucienne L..., 11 ans. Scarlatine légère débutant le 6 avril, entre dans le service le 12, arrivée presque à la période de convalescence.

Apyrexie le 15 avril. Pendant la convalescence, nous assistons à plusieurs élévations thermiques intenses 40°-40°1, suivie d'une chute brusque et séparées par des périodes d'apyrexie absolue : par de localisations morbides.

Nº 14. — Jeune homme de 20 ans, atteint de scarlatine grave : fièvre élevée, angine intense, efflorescence généralisée, tachycardie, albuminurie puis convalescence normale. Du 25ᵉ au 29ᵉ jour de sa maladie, état subfébrile stationnaire à 38°5 pendant cinq jours, pas de phénomènes généraux pour expliquer cette pyrexie.

(1) Il nous est impossible de reproduire in extenso toutes les observations, nous nous contenterons de donner, résumées, les observations types pour chaque complexus symptomatique tardif.

N° 23. — Jeune femme de 16 ans, Marie R..., malade depuis trois jours, entre à l'hôpital le 28 septembre en pleine période éruptive, avec symptômes de scarlatine déjà atténués. Apyrexie quelques jours plus tard.

Du 19 au 23 octobre, élévations thermiques ; le 19, T. s. 37°8.

Le 20. T. m. 37°8 ; T. s. 38°2.

Le 21. T. m. 39°2 ; T. s. 39°.

Le 22. T. m. 38°8 ; T. s. 39°2.

Le 23. T. m. 38°6 ; T. s. 39°8.

Le jour suivant, la température tombe à la normale pour s'y maintenir jusqu'à la fin de la maladie.

En même temps que cette réaction fébrile, la malade éprouva un malaise général avec courbature et fatigue, sans complication infectieuse apparente.

Fièvre et Angine.

N° 29. — Enfant de 13 ans, pris 27 jours auparavant d'une scarlatine légère, n'ayant plus de fièvre depuis 10 jours ; tout à coup la température se relève (38°4) pendant deux jours avec dysphagie. A l'examen de la gorge, les amygdales hypertrophiées, irrégulières, anfractueuses sont le siège d'une rougeur très vive, sans exsudat pultacé : amygdalite érythémateuse.

N° 34. — Berthe K..., 17 ans, arrive à l'hôpital le 20 novembre en pleine période de desquamation, état général excellent, alimentation au bout de quelques jours.

Le 10 décembre au soir, température 39° ; la malade se plaint de gêne à la déglutition ; l'amygdale droite est recouverte d'un léger voile exsudatif se détachant et se désagrégeant facilement ; durée : deux jours.

Les cultures sur sérum donnent des colonies de streptocoques, quelques leptothrix et divers coccis.

N° 35. — Un mois après le début des accidents, apparition, chez une jeune fille de 17 ans, d'une amygdalite cryptique douloureuse avec réaction fébrile prononcée, 39°4, le premier jour ; le lendemain 38°, défervescence ensuite.

L'examen bactériologique direct des concrétions amygdaliennes fait voir du streptocoque, du tétragène et quelques diplocoques.

Au bout de 24 heures, les cultures sur sérum donnent des colonies de streptocoques et d'un petit bacille en forme de bâtonnet, court, ovalaire, ne ressemblant en rien au bacille de Lœffler.

N° 37. — Eugène L...., 27 ans, scarlatine intense débutant le 8 juin, avec complications précoces, otalgie, œdème péri-malléolaire, diarrhée, albumine ; convalescence apyrétique le 16.

Du 24 au 27, la température se maintient entre 37°8 et 39°8, larges enduits pultacés recouvrant amygdales et régions avoisinantes, dysphagie ; à signaler pendant cette période fébrile, éclosion d'une conjonctivite d'origine gonococcique, suivie secondairement d'une petite ulcération de la cornée.

N° 39. — A la suite d'une scarlatine légère, Alice M..., 15 ans et demi, fait au cours de la convalescence, à trois reprises différentes des poussées d'amygdalite cryptique, de peu de durée, avec fièvre, dysphagie marquée et malaise général ; amygdalite à répétiton.

Fièvre et abcès de l'amygdale.

N° 43. — Blanche V..., 24 ans, commence une scarlatine le 18 avril, entre à l'hôpital le 20, avec les symptômes d'une forme normale ; pas de complications précoces, défervescence le 27.

Du 11 au 16 mai, la température se maintient entre 37°6 et 39° : la malade se plaint de gêne à la déglutition, elle ne peut à peine parler, n'entrouvrant la bouche qu'avec difficulté. L'amygdale gauche, tuméfiée, anfractueuse est recouverte par une couche de mucus épaissi, fait fortement saillie vers la ligne médiane.

Le 17, l'ouverture au bistouri donne issue à 30 grammes environ d'un pus sanguinolent très fétide ; immédiatement après grand soulagement et le soir la température tombe à la normale.

Fièvre et Albuminurie.

N° 45. — Enfant de 7 ans, atteint de scarlatine bénigne, trois semaines auparavant, présente au cours de la convalescence à diverses reprises quelques ascensions thermiques vespérales allant jusqu'à 40° ; à chaque mouvement fébrile, correspond une poussée albuminurique : urines normales à la sortie au quarantième jour suivant l'usage des services de scarlatineux.

N° 46. — Isidore L..., 7 ans, présente les premiers symptômes d'une scarlatine intense le 27 juillet ; albuminurie légère, convalescence apyrétique, urines normales le 15 août, essai d'alimentation le 17.

À dater du 20, poussées thermiques vespérales atteignant le 22 : 38°5, le 24 : 40°, les 1ᵉʳ et 5 septembre : 39°2 ; en même temps urines raréfiées, sanglantes certains jours, albuminurie oscillant entre deux et quatre grammes chaque jour et persistant à la sortie du petit malade (0,25 centigrammes.)

N° 47. — Jeune homme de 20 ans ayant fait une scarlatine normale, sans complication, présente 25 jours plus tard, une réaction fébrile avec urines albumineuses pendant quelques jours.

N° 53. — Euphrasie C..., 17 ans ; scarlatine à forme légère, apyrexie, essai d'alimentation à époque habituelle, trois jours après poussée fébrile avec albuminurie passagère.

N° 54. — Jeune fille de 19 ans, entre à l'hôpital Temporaire le 1ᵉʳ juin, au troisième jour d'une scarlatine de moyenne intensité avec nuage albuminurique. En même temps que la défervescence qui se produit le 6 juin, crise urinaire et disparition de l'albumine ; alimentation le 14.

Le 17 au soir, temp. à 38°4 et pendant quelques jours à 37°6-37°8 ; nouvelle albuminurie peu intense d'ailleurs et qui disparaît complètement le 23 à la suite de l'administration par la voie digestive de quelques grammes de tanin.

N° 56. — Émile P..., 7 ans ; scarlatine en apparence bénigne débutant le 9 février, entré à l'hôpital le 12, évolution normale et rapide, sans complication précoce.

Le 25, la température monte à 39°2 et retombe à la normale le lendemain.

Le 1ᵉʳ mars, nouvelle poussée fébrile à 40°2, l'enfant se plaint de céphalée, on trouve un peu d'œdème bimalléolaire et une légère bouffissure du visage, les urines renferment 7 grammes d'albumine par litre; jusqu'au 20 mars, fièvre à grandes oscillations irrégulières, atteignant certain soir 41°; durant toute cette période, albuminurie persistante avec des variations dans son intensité (2 à 6 grammes), parfois crises hématuriques.

A sa sortie, le 8 avril, l'enfant présentait encore un certain degré d'œdème du visage avec une albuminurie quotidienne de 0,25 à 0,50 centigrammes.

Fièvre et adénopathies.

N° 63. — Jeanne Br..., 4 ans et demi, début le 21 août, forme légère.

Du 3 au 10 septembre, période fébrile 37°5-38°, expliquée par tuméfaction des ganglions rétro-mastoïdiens avec contracture des muscles voisins, empâtement de toute la région cervicale dû à de multiples adénopathies douloureuses; adénites inguinales.

N° 68. — Enfant de 5 ans présente à la période d'état une fièvre élevée 40°5, de la tachycardie, du coryza purulent et une angine avec exsudat pseudo-membraneux, d'origine streptococcique, recouvrant amygdale et luette. Deux semaines plus tard, élévation thermique chaque soir 38°-38°8, correspondant à de multiples adénopathies disséminées dans toute la région cervicale.

N° 69. — Sophie C..., 18 ans, forme à période fébrile prolongée, état infectieux manifeste, défervescence complète le 17ᵉ jour (25 juin-11 juillet).

Le 25 juillet, réaction fébrile (37°5 à 40°) pendant 6 jours, avec adénopathies multiples occupant les bords antérieurs du sterno-cleido-mastoïdien ainsi que l'angle de la mâchoire.

N° 75. — Jeune homme de 18 ans, début le 8 mars; à la fin de la période d'état, 10 mars, nouvelle poussée angineuse très marquée qui retarde la défervescence.

Du 6 au 10 avril, après quelques jours d'apyrexie, ascensions thermiques liées à la tuméfaction des ganglions angulo-maxillaires,

Fièvre et adénophlegmons.

N° 83. — Jeune femme de 19 ans, récemment accouchée fait une scarlatine sérieuse, sans complication précoce; à une période éloignée, 32e jour, engorgement ganglionnaire de la chaîne présterno-mastoïdienne, température 38°4; tuméfaction et fluctuation d'une petite zone située au devant de la racine de l'hélix et tragus; l'incision donne issue à un pus bien lié, renfermant du streptocoque à l'état de pureté, la sonde cannelée pénètre assez profondément vers le conduit auditif; adénophlegmon.

N° 85. — Émile M..., 28 ans; scarlatine normale le 23 avril, convalescence apyrétique le 29.

Le 6 mai au soir, la température remonte à 38°5, dans la nuit quelques frissons, la région rétro-maxillaire est le siège d'un empâtement marqué et de douleurs réveillées par les mouvements de la mâchoire.

Le 8 mai, incision de 3 centimètres de long du bord postérieur de la branche montante du maxillaire; flot de pus; le 9, écoulement continuel du pus.

Le 10, on débride de nouveau la plaie qui a tendance à se refermer, drainage. Les jours suivants, il s'écoule encore une certaine quantité de sérosité plus ou moins purulente; le 17, la guérison était complète.

Fièvre et arthropathies.

N° 90. — Jeune fille de 18 ans; pendant son séjour à l'hôpital Cochin pour grippe, apparition d'un érythème scarlatiniforme que l'on attribue soit à la grippe, soit à l'ingestion d'antipyrine.

Le lendemain, 21 mars, devant les manifestations très nettes de scarlatine, la malade est envoyée à l'hôpital temporaire; évolution classique de la maladie.

Après 4 semaines d'apyrexie, 20 avril, poussées fébriles 39°5 le soir pendant 3 jours, liées à arthropathies fugaces (épaule, coude, genou) qui cèdent complètement sous l'influence du salicylate de soude.

Le 8 mai, nouvelle ascension thermique 39°2, correspondant à nouvelle fluxion rhumatismale de l'articulation tibio-tarsienne.

N° 92. — Apparition chez une fillette de 11 ans, d'arthropathies multiples au cours de la convalescence qui a commencé le 2 juillet.

Première poussée du 20 au 24 juillet, température 38°-39°5, douleurs intenses au niveau du pli de l'aine, les articles du membre inférieur gauche sont toutes le siège d'un certain degré de tuméfaction ; quelques troubles de la motilité.

Seconde poussée du 1er au 8 août ; température 38°-38°4, fluxions successives au niveau de la tibio-tarsienne gauche.

N° 90. — Antérieurement rhumatisante, une jeune femme de 22 ans, commence une scarlatine le 25 mai ; pendant la convalescence, poussée rhumatismale sérieuse.

Du 24 juin au 8 juillet, température 38°-39°4 avec quelques rémissions matutinales ; arthropathies multiples frappant successivement les épaules, les coudes et les articles des membres inférieurs, état général mauvais, rétention d'urine pendant 24 heures.

Le 10 juillet, la malade quitte le service sur sa demande, à peu près rétablie, ne présentant au cœur, aucune lésion orificielle apparente.

Fièvre et otalgie.

N° 101. — Chez une jeune fille de 19 ans, pendant la convalescence, au vingt-deuxième jour durant 48 heures, mouvement fébrile 38°4-39°8, dû à quelques douleurs au niveau de l'apophyse mastoïde et du conduit auditif ; pas de suppuration.

Fièvre et otite.

N° 102. — Fillette de 13 ans, ressent au milieu d'une convalescence normale (au dix-septième jour) douleurs violentes au niveau de la région mastoïdienne, mouvement fébrile pendant 48 heures ; le lendemain la température revient à la normale, les douleurs cessent et un écoulement purulent s'établit qui persiste pendant deux semaines. Au cours de cette otorrhée, plusieurs élévations thermiques dues à rétention passagère du pus.

A la sortie, écoulement totalement tari et l'enfant avait recouvré l'usage complet de l'ouïe, un moment affaiblie.

N° 108. — Auguste D...., 17 ans, entre dans le service le 13 juin atteint de scarlatine grave, angine intense, albuminurie notable ; apyrexie le 21 juin.

A partir du 3 juillet, l'oreille gauche est le siège de douleurs pénibles avec irradiations dans toute la région, les jours suivants, fièvre et douleurs plus aiguës. Le 7, écoulement purulent ; le 8, paracentèse de la membrane tympanique ; la sécrétion va en diminuant les jours suivants, mais n'est pas complètement tarie au moment de la sortie, car le matin, le bourdonnet d'ouate qui se trouve au niveau de l'orifice externe est taché ; acuité auditive très affaiblie.

Pendant les derniers jours passés à l'hôpital le malade a eu un mouvement fébrile déterminé par une poussée de diarrhée muco-membraneuse sanguinolente.

Fièvre et suppuration.

N° 109. — Louis T...., 10 ans ; le 27 juillet début d'une scarlatine maligne, présentant le complexus symptomatique suivant : fièvre 40°5, pouls 132, délire, angine intense, efflorescence généralisée avec piqueté hémorrhagique, adénopathie, urines albumineuses, coryza purulent et otite.

Le 10 août, convalescence à peu près apyrétique : 37°3.

Le 19, on constate, au niveau du col de l'omoplate, une tumeur plus ou moins fluctuante d'apparence sous-cutanée de la grosseur d'une noix. Le rebord des fausses côtes, à gauche, est le siège d'une tuméfaction fluctuante et douloureuse, l'incision de cette dernière collection donne issue à une très grande quantité de pus bien lié ; par l'exploration à la sonde, on découvre un vaste décollement s'étendant de l'ombilic à la ligne axillaire des dernières côtes. Drainage, écoulement du pus les jours suivants, tendance rapide à la cicatrisation. Egalement petits abcès multiples au niveau des doigts, du cuir chevelu et de la face, enfin dernière tuméfaction de la grosseur d'un œuf au niveau de la cuisse ; incision et drainage.

Pendant cette période, fièvre de suppuration, le matin, température presque normale et le soir ascensions à 38°5, 39° et 39°5.

L'enfant est emmené par ses parents avant son complet rétablissement.

Fièvre, albuminurie et adénites.

N° 113. — Jeune homme de 20 ans, ayant antérieurement contracté un chancre diagnostiqué syphilitique par M. le D' Brocq, commence le 12 avril une scarlatine sérieuse avec fièvre élevée 40°5, délire, agitation, sans albuminurie ; défervescence le 21 avril.

Du 8 au 13 mai, la température oscille entre 38°5 et 40°, le malade se plaint de douleurs au niveau de la région carotidienne ; par l'exploration, on constate la présence d'un chapelet ganglionaire, à grains isolés, durs, sensibles à la pression, la contraction du sterno-mastoïdien est très pénible.

Le 6 mai, urines abondantes, deux litres sont très foncées, rougeâtres et albumineuses, cette albuminurie va en augmentant et le 9 mai atteint six grammes, le volume des urines par 24 heures se réduit à 300 centimètres cubes ; quelques vomissements et malgré un point de côté violent, auscultation du poumon négative.

Les jours suivants, la sécrétion urinaire redevient normale comme quantité, mais durant tout le mois, albuminurie avec variations bizarres dans son intensité (0.25 centig. à 4 gr.) ; phénomènes bronchitiques.

Le 30 mai, urines normales.

N° 114. — Robert G..., 6 ans, présente les premiers symptômes d'une scarlatine normale le 5 avril, évolution rapide sans albuminurie.

Après une convalescence apparente de quelques jours, la fièvre s'installe de nouveau le 23 avril pour persister jusqu'au 5 mai avec des écarts entre 37°5 et 40°5. Du 23 au 26 avril, douleurs dans les muscles de la jambe, urines albumineuses, adénites mastoïdiennes.

Le 27, urines raréfiées, albuminurie en voie d'augmentation ; à l'angle gauche du maxillaire, ganglion énorme très douloureux avec empâtement périphérique.

30 avril, polyadénie au niveau du cou, bouffissure du visage, urines sanglantes, langue saburrale, albumine : 2 grammes.

Le 1er mai, diarrhée avec douleurs abdominales.

Le 3, l'enfant se plaint vivement de souffrir du globe oculaire droit, albuminurie stationnaire.

Le 5 mai, état général meilleur, les adénopathies et l'albuminurie ont tendance à régresser.

Le 6 mai, tuméfaction oculaire, paupières rouges et œdématiées, puis diminution progressive de l'albuminurie qui disparaît complètement le 17 mai.

L'enfant sort en parfaite santé le 30.

N° 115. — Chez une jeune fille de 18 ans, trois semaines après le début d'une scarlatine bénigne, presque apyrétique, sans albumine, poussée fébrile entre 38°5 et 40°2 pendant 4 jours, adénopathies douloureuses dans la région parotidienne et sous-maxillaire, diminution des urines avec présence d'albumine ; cette albuminurie, peu intense 0,25 à 0,75 cent. chaque jour, persiste encore au même degré un mois plus tard à la sortie de la malade.

Fièvre, albuminurie et adénite suppurée

N° 122. — Françoise L..., 21 ans ; entre le 7 juillet dans le service, éruption intense avec piqueté purpurique, fausse membrane verdâtre assez étendue recouvrant amygdales, langue sèche, fièvre à 41°, pouls 138, agitation, pendant 24 heures, rétention d'urines albumineuses. Malgré ce début alarmant convalescence normale le 22 juillet.

3 Août : temp. 38°2, adénopathies cervicales multiples.

7 Août : l'albumine qui avait disparu, se montre de nouveau dans les urines.

Le 9, temp. 38°6, ouverture au bistouri d'un groupe ganglionnaire suppuré ; bientôt urines normales et état général excellent.

Fièvre, albuminurie et arthropathies

N° 124. — Forme atténuée chez fillette de 13 ans, avec quelques poussées thermiques sans cause pendant la convalescence ; au cours de la troisième semaine, urines albumineuses avec phénomènes arthropathiques frappant les mains et les poignets ; accidents bénins qui disparaissent au bout de 5 à 6 jours.

Fièvre, albuminurie et otite

N° 126.—Georges F..., 5 ans, entré le 12 février à l'hôpital Temporaire, à la fin d'une scarlatine légère : il est en pleine période de desquamation avec hypertrophie amygdalienne ; apyrexie complète le 15.

Le 3 mars, vomissements, céphalalgie et dans la soirée, accès éclamptiques ; le lendemain, les urines examinées à l'appareil d'Esbach renferment 3 grammes d'albumine par litre.

Le 5, faciès vultueux bouffi, ecchymose sous-palpébrale, albumine : 6 grammes. Le 6, mastoïde douloureuse ; le 7, la région auriculaire toute entière est le siège d'une sensibilité exquise, réveillée par la pression et les mouvements. 9, otorrhée purulente légère.

Pendant cette période, la temp. atteignait le soir 39°5, pour retomber le matin à 38°5.

Le 22 mars, otorrhée tarie, urines normales, pouls à 92, état général satisfaisant.

Fièvre, albuminurie, broncho-pneumonie

N° 127. — En même temps que le début d'une broncho-pneumonie chez une petite fille de 3 ans, convalescente de scarlatine, apparition de l'albumine dans les urines.

Pendant 8 jours, temp. au-dessus de 40°, pouls 140, dyspnée intense, nombreux foyers de souffle mobiles et de râles humides occupant toute la hauteur des deux poumons ; l'enfant complètement cyanosée succombe le 9° jour à l'asphyxie.

Fièvre, adénite et névralgies

N° 128. — A la suite d'une forme légère, Berthe Cl..., 30 ans, convalescente fait pendant quelques jours une manifestation fébrile ; 38°, 39°2, associée à une tuméfaction de la chaîne ganglionnaire rétro-sterno-mastoïdienne et à diverses névralgies occupant thorax, abdomen et région sourcilière.

Fièvre, adénite et arthropathies.

N° 131. — Marie D., 28 ans, jamais de maladie avant scarlatine, 31 octobre, évolution bénigne sans complication précoce.

Du 30 novembre au 3 décembre, temp. qui oscille entre 38°5 et 39°2, sans défervescence matutitale; pendant cette pyrexie, engorgement ganglionnaire au devant du sterno-mastoïdien dont les contractions deviennent très pénibles, arthralgies à droite intéressant le coude et l'épaule, et point douloureux dans la région du genou, au niveau des insertions musculaires et en particulier de celles des muscles de la patte d'oie, avec un certain degré de tuméfaction.

Fièvre, adénite et herpès.

N° 136. — François L., 27 ans ; 3 semaines après le début d'une scarlatine sérieuse avec albuminurie, arthropathies, pendant convalescence apyrétique, apparition d'un mouvement fébrile 38°-38°8, lié à l'existence d'une grosse adénopathie cervicale, déterminant une gêne fonctionnelle très accentuée dans tous les mouvements du cou; bouquet d'herpès sur la lèvre inférieure.

Fièvre, adénite, phénomènes pulmonaires.

N° 137. — Jeune homme de 20 ans ; au cours de la convalescence en même temps que réaction fébrile très prononcée : 40°2, adénopathies cervicales multiples et congestion pulmonaire légère superficielle, caractérisée par un point de côté, quelques crépitations sous-pleurales et expectoration gommeuse.

Fièvre, adénite et adénophlegmon.

N° 138. — Fièvre, adénite et adénophlegmon de la région inféro-maxillaire chez un enfant de 3 ans.

Fièvre, adénite et conjonctivite.

N° 139. — Henriette Th., 9 ans et demi, entrée le 7 mai, fait pendant la période d'état, une angine pultacée, intense et un peu de coryza purulent ; malgré cela convalescence parfaite jusqu'au 2 juin ; à ce moment, conjonctivite, adénopathies cervicales et axillaires, accompagnées, comme toujours, d'une manifestation fébrile 38°5.

Fièvre, adénite et angine.

N° 143. — Jean Ch., 20 ans ; scarlatine de moyenne intensité débutant le 8 juillet, évolution classique, apyrexie le 17, sans albuminerie, quelques douleurs au niveau de l'épaule et du poignet droits, disparaissant sous l'influence d'application locale de salicylate de méthyle.

Le 27 juillet, temp. s. 37°8 ; le 28 et 29, la température qui le matin est de 38°5 remonte le soir à 39°5, gêne de la déglutition et de la mastication, parole difficile. L'examen de la gorge fait voir une rougeur du voile du palais avec amygdales augmentées de volume, recouvertes par un exsudat pseudo-membraneux, grisâtre, épais. Adénopathie sous-maxillaire.

Les tubes de culture ensemencés avec les produits de la gorge, ne donnent naissance qu'à des colonies de streptocoque, de tétragène et de cocci divers.

Fièvre, amygdalite et adénite suppurée.

N° 147. — Fièvre, amygdalite cryptique avec adénopathie sous-maxillaire suppurée, chez un jeune homme de 19 ans, un mois après le début de la scarlatine.

Fièvre angine et arthropathies

N° 148. — Jeune fille de 10 ans, du quinzième au vingt-deuxième jour, la fièvre reprend et se maintient aux environs de 39°5, état général, anorexie, langue saburrale ; en même temps on constate sur la face antérieure de l'amygdale droite un exsudat blanchâtre ressemblant à fausses membranes diphtériques, mais ici d'origine streptococcique ; apparition tardive de douleurs au niveau des articles des membres inférieurs et surtout du genou droit qui est le siège d'une tuméfaction assez marquée, léger épanchement.

Fièvre, abcès amygdalien et otalgie.

N° 150. — Accidents survenus chez un homme de 21 ans, 9 jours après la cessation de la période d'état ; durée : 4 jours. Ouverture spontanée de l'abcès.

Fièvre, arthropathies et otite.

N° 151. — Pauline D., 21 ans, scarlatine remarquable par l'intensité de l'angine pultacée du début et la période fébrile prolongée ; au quinzième jour fluxions arthropathiques au niveau des genoux et des poignets ; otorrhée purulente droite, température pendant ces accidents : 39°.

L'écoulement auriculaire ne cesse qu'au bout de 15 jours.

Fièvre, arthropathies et suppuration.

N° 153. — Jeune femme de 22 ans, commence scarlatine le 13 août, au 17ᵉ jour, température 38°2, nombreux abcès tubéreux de l'aisselle, arthralgies au niveau des épaules et des coudes. Du 4 au 10 septembre température à cheval sur 39°, atteignant parfois le soir 40°, gonflement articulaire des membres inférieurs avec douleurs violentes et impotence fonctionnelle absolue ; guérison rapide.

Fièvre, otite pseudo-membraneuse, astasie-abasie.

N° 154. — Enfant de 3 ans, un mois après le début d'une scarlatine de moyenne intensité, élévations thermiques répétées à 39°5.

Le 2 octobre, on constate une paralysie des muscles de la jambe droite et en particulier des péroniers latéraux ; le petit malade ne peut se tenir debout, la sensibilité est presque intacte, légère atrophie des masses musculaires ; on pense à une paralysie infantile post-scarlatineuse.

Le 5 octobre, l'enfant peut se servir de sa jambe et faire quelques pas, rétrospectivement on fait le diagnostic d'astasie-abasie. En même temps, existence d'une otite pseudo-membraneuse à tétragène.

Fièvre, otite, croup non diphtérique, broncho-pneumonie.

N° 155. — Marcel Sch..., 2 ans et demi ; scarlatine le 25 janvier, convalescence le 11 février. Le 16, la température remonte à 39°5, pour s'y maintenir, avec quelques rémissions le matin.

Le 19, dyspnée, toux rauque, bruit sciratique, gorge normale. Le 20, crises de suffocation avec dyspnée continuelle, tirage sus et sous-sternal.

Injection de 20 cc. de sérum antidiphtérique.

Le 21, même état, otorrhée purulente droite ; la mort survient le 23 par asphyxie avec cyanose.

À l'examen nécropsique, le larynx paraît sain, foyers disséminés de broncho-pneumonie : il s'agissait donc de spasme laryngé, d'origine pulmonaire.

Sur les tubes ensemencés avec les sécrétions de la gorge, on ne voit développées que des colonies de streptocoques, de tétragènes et d'un gros microbe en forme de bâtonnet ne ressemblant nulle-ment au bacille de Klebs-Lœffler.

Fièvre, otite, arthropathies, endocardite ulcéreuse.

N° 156. — Paul S..., 8 ans ; début d'une scarlatine grave le 8 juin, période fébrile prolongée avec adénopathie, otalgie et otorrhée droite, tachycardie, souffle mésosystolique ayant son maximum à la pointe, apyrexie pendant quelques jours.

Le 6 juillet, temp. 40°, la fièvre se rallume, les douleurs d'oreille redoublent d'intensité, écoulement purulent très abondant des deux côtés, surdité complète.

10 juillet, temp. 40°5 le soir.

Le 11 juillet, arthrite des petites articulations de la main droite ; temp. 38°.

Le 15 juillet, temp. m. 40°; temp. s. 40°2.

Le 17 juillet, temp. 37°5, diarrhée, épistaxis répétées.

19. Temp. 40°, épistaxis, légère bouffissure de la face, œdème de la région dorsale du pied, pâleur des téguments, urines normales.

20. Temp. 39°5. Submatité des bases pulmonaires, respiration soufflante avec râles secs à la partie moyenne du poumon gauche, pouls 132, respiration 48 avec dyspnée. 22, temp. m. 40°; t. s. 40°5, œdème des malléoles et du scrotum.

Du 23 au 26, la température oscille entre 40° et 40°5, eschare du talon, abattement extrême.

Le 27 juillet, temp. 40°2, mort dans le collapsus.

La nécropsie révèle une endocardite ulcéro-végétante occupant les valves de la mitrale; petit abcès du cœur droit au niveau de l'infundibulum; la tricuspide est également un peu touché par le processus endocarditique; épanchement pleurétique peu abondant, présence de streptocoque dans le sang.

Fièvre, angine herpétique, pneumonie, albuminurie.

N° 157. — Enfant de 6 ans, pendant la convalescence d'une scarlatine bénigne, fait au 37e jour, une pneumonie franche aiguë avec angine herpétique, 4 vésicules sur amygdale gauche; à l'occasion de cette maladie intercurrente durant 7 jours, apparition d'une albuminurie assez notable qui persiste une quinzaine de jours.

Fièvre, adénopathie, angine et otalgie.

N° 158. — Bl..., Alfred, 20 ans, après trois semaines d'apyrexie, pendant 4 jours, température 38°-39°, liée aux phénomènes suivants : dysphagie intense due à angine pultacée, adénopathie rétro-maxillaire avec empâtement douloureux de toute la région, sans fluctuation, et coryza, bourdonnements d'oreille avec otalgie.

Fièvre, adénopathie, angine et otite.

N° 159. — Émilie C..., 10 ans, scarlatine normale du 22 au 30 juin, urines albumineuses, efflorescence très marquée et tenace.

Du 21 au 28 juillet, la température remonte et oscille entre 38°
et 39°5 ; cette pyrexie est liée à différentes complications infectieuses, amygdalite cryptique droite et dysphagie, adénopathie
douloureuse et empâtement de la région rétro-maxillaire, otorrhée
purulente gauche avec irradiations sensibles dans toute la moitié
correspondante de la tête.

Fièvre, adénite, angine, arthropathies

N° 100. — Chez une femme de 29 ans, apparition au 30° jour avec
une réaction fébrile peu marquée 38° d'amygdalite érythémateuse,
d'arthralgies au niveau du coude droit et des épaules et de tuméfaction ganglionnaire de la chaîne rétro-sterno-mastoïdienne.

Fièvre, adénite, herpès et bronchite.

N° 101. — A la suite d'une scarlatine intense, Julien L....., 4 ans,
présente à la convalescence quelques élévations thermiques liées à
une tuméfaction ganglionnaire de la région sus-claviculaire, à des
phénomènes de bronchite et à une poussée herpétique de la lèvre
inférieure.

Fièvre adénite, otite, et bronchite.

N° 102. — Gabrielle P..., 16 ans 1/2 ; à la fin de la seconde
semaine, poussées fébriles répétées, déterminées par l'apparition
successive d'otorrhée purulente, d'adénopathies angulo-maxillaires
et de bronchite avec toux fréquente, expectoration muco-purulente
et névralgies intercostales.

Fièvre, adénite, otite et albuminurie.

N° 104. — Henri D..., 20 ans, envoyé à l'hôpital Temporaire le 25
avec le diagnostic de rougeole, on assiste le 28, à l'apparition d'une
scarlatine intense avec les symptômes cardinaux, en plus albuminurie et coryza purulent. Convalescence assez rapide, le 6 avril
avec disparition de l'albumine.

Le 13 avril, température 38°6, otalgie pénible qui cesse dès l'apparition d'un écoulement purulent, qui persiste encore à la sortie du malade, surdité absolue de ce côté, douleurs lombaires coïncidant avec la reprise de l'albuminurie, adénopathies multiples occupant successivement les régions sous-maxillaire, parotidienne et mastoïdienne ; à l'exception de l'otorrhée, tous les accidents ont disparu le 20 avril.

Fièvre, adénite, albuminurie, artropathies

N° 105. — Albertine T..., 18 ans, scarlatine le 10 juin, entré à l'hôpital le 17, l'éruption persiste encore, angine et albumine. Apyrexie et urines normales le 21.

Le 3 juillet, la température, qui le soir monte à 38°6 va osciller jusqu'au 15 juillet entre 37°6 et 39 ; à gauche adénopathies sous-maxillaires douloureuses.

Le 8, douleurs lombaires, urines albumineuses qui tombe à 300 cc, ne redevenant normales que le 20 juillet.

Le 13, tuméfaction douloureuse du poignet droit, qui est de nouveau frappé le 21.

Fièvre, adénite, albuminurie et sinusite

N° 106. — Louis P..., 23 ans, tonnelier, scarlatine de moyenne intensité le 17 mars, évolution, état général apyrétique satisfaisant le 25 mars.

Le 7 avril, albuminurie légère qui néanmoins existe encore à la sortie du malade.

Du 13 au 18, température au plateau à 38°5 ; douleurs dans l'oreille droite avec irradiations à toute la moitié correspondante de la face, adénopathies du même côté, tuméfaction de la joue et saillie de la partie antérieure du voile du palais.

Le 19, les douleurs s'atténuent, écoulement de pus par la narine droite : sinusite maxillaire probable, les jours suivants, l'écoulement continue et persiste encore le 2 mai, date à laquelle le malade quitte le service.

Fièvre, adénite, albuminurie, abcès amygdalien

N° 168. — Jeanne D..., 20 ans, entre au pavillon des scarlatineux comme infirmière le 11 février à 2 heures ; le 14, céphalée à midi, dysphagie à 4 heures ; le 15 même état avec température 38°8.

Le 16, la malade garde le lit, douleurs lombaires, éruption le soir à 7 heures ; puis évolution d'une scarlatine grave ; période fébrile prolongée avec traces d'albumine et adénopathies. Convalescence le 1er mars et urines normales.

Le 10, température soir 39°4, phlegmon de l'amygdale, adénopathie concomitante et reprise intense de l'albuminurie (7 grammes).

Le 14, tuméfaction douloureuse du corps thyroïde, fièvre, albumine : 3 grammes, urines peu abondantes avec hématuries, certains jours. Puis l'amélioration dans l'état général se manifeste, l'albuminurie diminue progressivement et elle n'est plus que de 0,25 centigrammes le 2 avril, au départ de la malade.

Fièvre, adénite albuminurie et angine

N° 169. — Alphonsine D..., 25 ans ; scarlatine prolongée. A la fin de la troisième semaine, reprise de la fièvre qui monte brusquement le soir à 40° et se maintient les 5 jours suivants à 39°, associée à ce complexus symptomatique : amygdalite érythémateuse, adénopathies sous-maxillaires et empâtement périphérique douloureux dans les mouvements de mastication et de déglutition, albuminurie légère et fugace.

Fièvre, adénite, albuminurie, angine et otite.

N° 170. — Émilie Cr..., 20 ans, entre le 6 février, à 8 heures, comme infirmière de nuit, au pavillon affecté aux scarlatineux. Le 9, à 4 heures du soir, éclosion des premiers signes de l'infection scarlatineuse ; forme peu intense, sans albuminurie. Convalescence apyrétique rapide.

Le 6 mars, le malade se plaint de céphalée, d'insomnie, de dyspnée, le faciès est légèrement bouffi, quelques vomissements, les urines raréfiées contiennent 2 grammes d'albumine par litre, le soir, la température monte à 39°2 : État fébrile, qui persiste jusqu'au 15 mars avec variations entre 37°5 et 40°.

Le 9, amygdalite cryptique droite et adénopathie rétro-maxillaire.

Le 10, les urines réduites à 400 cc. contiennent du sang ; le 11, l'hématurie persiste, courbature extrême, douleurs lombaires, état général sérieux.

Le 12, même état inquiétant, avec dyspnée, fièvre élevée à 40°2, pouls à 140 : otorrhée séro-purulente peu abondante.

Le 16, accalmie, ces accidents s'amendent, à l'exception de la complication rénale.

Le 22 mars, la malade sort sur sa demande avec des urines toujours albumineuses.

Albuminurie.

N° 171. — Chez un jeune homme de 16 ans, à la fin de la quatrième semaine d'une scarlatine bénigne, les urines devenaient albumineuses, sans autres manifestations morbides ; cette albuminurie, bien que légère fut très tenace et existait encore au départ du malade.

Albuminurie. Urémie à forme pulmonaire. Mort.

N° 172. — Juliette L...., 17 ans, ressent les premiers symptômes d'une scarlatine grave le 7 janvier, évolution classique, le 11 janvier on note une quantité élevée d'albumine, pouls bien frappé à 104.

Le 15, urines normales, température 37°, condylomes à l'anus.

Le 2 février, l'albumine reparaît sans altération apparente de la santé. Le 3, les urines étaient fortement albumineuses ; dans l'après-midi, selles diarrhéiques copieuses. A 7 heures et demie du soir, brusquement, la malade est prise de dyspnée intense, à l'auscultation les bases pulmonaires sont silencieuses, dans les deux tiers supérieurs on entend râles sous-crépitants fins, entremêlés de quelques râles muqueux. Application de ventouses, injection d'éther. On s'apprêtait à pratiquer une saignée, lorsque la malade succomba, à peine 20 minutes après le début des accidents. A l'autopsie, on trouva, outre une néphrite aiguë, un œdème énorme des poumons ; l'examen histologique montra une dilatation considérable des vaisseaux, et, dans les alvéoles, un exsudat albumineux, légèrement fibrillaire ; dans cet exsudat, on voyait de nombreux globules rouges et des leucocytes, pour la plupart volumineux et mononucléaires ; dans certains alvéoles, on pouvait, sur les coupes, compter jusqu'à dix cellules migratrices. (H. Roger, *Revue de médecine*, août 1897, page 580).

Œdèmes.

N° 173. — Chez un jeune homme de 16 ans, sans fièvre ni albumine, apparition pendant la convalescence d'œdèmes intéressant le visage et particulièrement les paupières, la face dorsale des mains et la région épigastrique. Un purgatif salin et le régime lacté absolu eurent rapidement raison de cette complication.

Suppuration.

N° 174. — Jean Fr..., 34 ans, un mois après une scarlatine légère, entre dans le service ayant une collection purulente au tiers supérieur de la face interne de la jambe droite au niveau des insertions inférieurs des muscles de la patte d'oie.

Incision, évacuation de 150 cc. de pus, drainage, pansement humide, guérison rapide.

Hystérie post-scarlatineuse

N° 175. — Fillette de 8 ans, entrée dans le service le 15 septembre, à la fin de l'éruption, période fébrile prolongée avec quelques ascensions thermiques au cours de la convalescence.

Le 8 octobre, mouvements choréiformes localisés aux membres du côté droit, quelques légers troubles psychiques : hystérie toxique, hystérie post-scarlatineuse.

Abcès amygdalien

N° 176. — Empâtement péri-amygdalien apyrétique terminé par résolution.

Otite double

N° 177. — Otorrhée purulente double, survenue sans fièvre, chez un enfant de 5 ans, à la fin de la troisième semaine d'une scarlatine bénigne, quelques irradiations douloureuses.

Arthropathies et arythmie cardiaque

N° 178. — Moïse H..., 20 ans, fluxions rhumatismales post-scarlatineuses, affectant les grandes articulations des membres supérieurs, épaules et coudes ; irrégularités cardiaques avec souffle mésosystolique anorganique.

Zona

N° 179. — Armand D..., 10 ans, après la période d'état, éruption zostériforme intéressant la face antérieure de la cuisse gauche. Irrégulièrement distribuées, les vésicules ne correspondent pas au trajet des nerfs. Ce zona ne détermine aucune douleur, il provoque seulement quelques fourmillements et démangeaisons au niveau de ses éléments constitutifs.

Lésion mitrale développée chez un aortique

N° 180. — Rom..., 20 ans, garçon marchand de vin, présentait à son entrée au pavillon des scarlatineux, un souffle diastolique intense à la base, contracté probablement cinq années auparavant à l'occasion d'une grippe très grave. Pendant la convalescence de sa scarlatine, il fut pris d'accidents cardiaques sérieux, frottement péricardique, faux-pas du cœur, gêne précordiale. Ces accidents disparurent assez rapidement, mais au moment où le malade quittait l'hôpital, on constatait l'existence d'un souffle systolique de pointe très net, se propageant dans l'aisselle.

Fièvre et artérite

N° 181. — Gabriel D..., 20 ans, commence le 14 juillet une scarlatine grave à forme thyphoïde, délire, fièvre élevée 40°5, pouls rapide, éruption intense et généralisée, grosse albuminurie ; le 22 juillet, la température tombe à 37°, l'état général paraît amélioré malgré urines toujours albumineuses.

Le 24, douleur dans le mollet droit ; le 25, la température remonte à 40°3, le pied et la jambe sont tuméfiés, moins sensibles et plus froids que le gauche. Le 27, tout le membre inférieur est noirâtre, insensible, tuméfaction avec phlyctènes. Le 28, le processus gangréneux a dépassé le genou, état général très alarmant, adynamie, fièvre 40°0, mort dans la nuit. L'examen bactériologique démontra qu'il s'agissait d'une artérite à streptocoques.

Fièvre et épididymite

N° 182. — Chez un jeune homme de 18 ans, antérieurement atteint d'une blennorrhagie, guérie au moment où il contracte une scarlatine normale, on voit au dix-neuvième jour de l'affection, la fièvre se rallumer, l'écoulement reparaître en même temps que survient à gauche une épididymite très douloureux.

Fièvre et cholécystite

N° 183. — Berthe P...., 18 ans, scarlatineuse de moyenne intensité débutant le 15 juillet, évolution normale, convalescence régulière sans complication précoce.

Du 12 août au 15 octobre, alternatives de fièvre et d'apyrexie, déterminées par une tuméfaction à répétition de la région hépatique provoquant à plusieurs reprises des phénomènes de péritonisme inquiétant. Vésicule biliaire, augmentée de volume, douloureuse, facilement perceptible par une palpation un peu profonde ; quitte le service le 15 octobre, ayant encore de la fièvre.

Scarlatine et érysipèle

N° 185. — Françoise G...., 16 ans.
Scarlatine de moyenne intensité, débutant le 19 mars 1898 ; température peu élevée, tachycardie cependant, et albuminurie notable.

Convalescence apyrétique le 28 mars, disparition de l'albumine alimentation le 3 avril.

Le 27 avril, la température atteint le soir 40°2, frissons, malaise général. Le lendemain la fièvre est à 40°, fluxion érysipélateuse embrassant le nez et les joues. Pouls 144, coryza, léger énanthème pharyngé.

29-30 avril, 1er mai. Température 40°, pouls à 132, l'état général n'est pas alarmant, les urines diminuées contiennent de nouveau de l'albumine, même état de la plaque érysipélateuse qui présente çà et là quelques phlyctènes; les mouvements des paupières sont gênés, le cuir chevelu est respecté.

2 mai. Défervescence assez brusque, les douleurs des jours précédents sont atténuées, la tuméfaction tend à disparaître, mais il persiste un empâtement périganglionnaire de la région parotidienne qui peut être aussi bien sous la dépendance de l'érysipèle que de la scarlatine.

Le 6 mai, les urines ne renferment plus d'albumine, apyrexie complète, la guérison paraît définitive.

N° 186. — Léonie Ch...., 27 ans. Entre à l'hôpital, le 19 juillet 1899, au cinquième jour de sa scarlatine, encore un peu de fièvre, pouls 104, éruption en voie d'effacement, desquamation qui commence, nuage d'albumine.

Convalescence le 16 juillet.

Le 19 juillet. Température, matin 37°2, température soir 39°2.

20-22 juillet. Température entre 37°5 et 38°5; pendant cette petite pyrexie, érysipèle spontané de la face intéressant la plus grande partie du nez et un peu la lèvre supérieure. Au bout de quarante-huit heures, la tuméfaction avait disparu.

N° 187. — Angèle F...., 41 ans.

Scarlatine classique, a débuté le 30 mai, apyrexie le 5 juin.

11 juin. — Temp. m, 37°. T. s. 38°6.

12 — — — — 37°6. T. s. 38°2.

13 — — — 37°4. T. s. normale.

Pendant 36 heures, érysipèle de la face intéressant les ailes du nez et la lèvre supérieure.

N° 188. — Marguerite Ch..., 3 ans et demi.

A son entrée, dans le service, 4 avril, éruption peu marquée, langue saburrale, pas d'angine appréciable, température 38°4, urines normales.

Défervescence à 37°, le 7 avril.

Le 21, au soir, température 39°4, apparition d'une plaque érysipélateuse sur le visage, occupant l'aile gauche du nez et la moitié correspondante de la lèvre supérieure.

Le 22, température nouvelle ; le 24, l'érysipèle a totalement disparu.

Le 5 mai, nouvelles ascensions thermiques en rapport avec adénite suppurée.

N° 189. — Léa M..., 5 ans. Début le 25 mars, entrée à l'hôpital le 1er avril avec éruption presque effacée, desquamation commençant, température 38°, urines normales.

Défervescence le 6 avril. Le 20 avril, température soir 37°8.

Les 21 et 22, température 37°5. Apparition d'un exanthème rubéoliforme siégeant au niveau des jambes, des bras et du dos.

23. Température matin 39°5 ; température soir 40° ; exanthème plus coloré et plus confluent.

24. Température matin 38°8 ; température soir 38°4 ; érysipèle intéressant le pourtour de l'œil gauche.

25. Température 37°2. Toute la région oculaire est envahie, les paupières très œdémativés se tiennent constamment fermées.

27 avril. Érysipèle disparu.

1er mai. Propulsion très exagérée du globe oculaire en avant, l'occlusion des paupières est encore possible cependant ; pas de douleur à la pression, pas de fièvre, on pense à ophtalmoplégie externe ?

3 mai. Ouverture spontanée d'un abcès de l'angle interne de la cavité orbitaire ; écoulement du pus en très grande abondance.

Le 6. Retour de l'œil à l'état normal.

ÉRYTHÈMES SECONDAIRES

Eruption prurigineuse.

N° 190. — Jules N.,.. 22 ans.

Scarlatine légère début le 3 juillet, symptomatologie normale, fièvre, dysphagie, quelques vomissements, éruption, tachycardie, urines normales.

Convalescence apyrétique le 9 juillet.

Le 20, vingt-troisième jour de la maladie, sans phénomènes généraux, apparition d'un nouvel érythème caractérisé par une rougeur diffuse de la peau, occupant la partie antérieure du thorax et la moitié supérieure de l'abdomen, le dos est également envahi par l'éruption ; démangeaisons très vives. Durée 36 heures.

N° 191. — Observation semblable à la précédente ; éruption prurigineuse plus généralisée se montrant au vingt-neuvième jour.

Eruption lichénoïde et otalgie.

N° 192. — Marie D...., 23 ans.

Trente-deux jours après le début de la scarlatine, apparition d'un érythème généralisé composé de papules de différentes grandeurs, presque confluentes en certains points et provoquant des démangeaisons très vives ; éruption durant quatre jours ; en même temps légère otalgie.

Eruption papuleuse et arthropathies.

N° 193. — Emile P.... 26 ans.

Scarlatine débutant le 2 mars, l'éruption apparue le 4, persiste jusqu'au 7 mars.

Le 13, le malade se plaint de démangeaisons très intenses qui l'empêchent de dormir, un érythème formé d'éléments papuleux se montre de nouveau sur la poitrine, plus accentué au niveau de l'abdomen et à la racine des membres inférieurs ; durée 48 heures.

7 G

En même temps tuméfaction légère avec douleur au niveau des articulations du coude et de l'épaule.

Eruption et fièvre. — (Légères ascensions thermiques.)

N° 194. — Au vingt-sixième jour d'une scarlatine, apparition chez une jeune femme de 20 ans, d'un érythème morbilliforme occupant presque toute la surface du corps ; les macules, d'un rose pâle qui le constituent sont particulièrement abondantes sur le dos et l'abdomen.

Température au moment de l'efflorescence secondaire : 38°.

N° 195. — Chez un enfant de 13 ans, au seizième jour de sa maladie, en même temps qu'une pyrexie légère (38°4) apparition d'un érythème nettement scarlatiniforme occupant la face antérieure du thorax et de l'abdomen ainsi que la racine des membres inférieurs et les plis du coude.

N° 196. — Eruption uniformément rosée, scarlatinoïde, occupant thorax, abdomen et membres inférieurs, apparue, chez un homme de 29 ans, 5 jours après la disparition de la première.

Durée 24 heures ; temp. 37°8.

N° 197. — Au 25ᵉ jour, d'une scarlatine de moyenne intensité, apparition de larges placards, d'un rouge sombre, nettement séparer les uns des autres, occupant toute la surface du tronc : température 38°5-39 ; Durée : 3 jours.

Eruption, fièvre et otite

N° 198. — Joséphine H..., 20 ans, 26 jours après le début des accidents, élévation thermique à 39°, correspondant à l'apparition à la face et à la poitrine d'un exanthème morbilleux sur fond rosé : le lendemain, éruption typique de scarlatine, généralisée : face, cou, poitrine, abdomen, plus légère aux bras et aux membres inférieurs, à droite, otorrhée abondante.

N° 199. — Exanthème scarlatiniforme discret, occupant seules les parties antérieure et latérales du thorax, survenu en même temps que pyrexie (38°8) chez une fillette de 14 ans, au 30° jour d'une scarlatine intense ayant déterminé albuminurie notable disparue et otite qui persiste.

Eruption, fièvre et angine

N° 200. — Femme de 30 ans, 17 jours après le début d'une scarlatine normale, en pleine convalescence apyrétique, éruption rosée se localisant à la face antérieure du thorax et aux bras; légère rougeur de la gorge, sans dysphagie aucune; température 37°4. Durée 36 heures.

La malade avait pris 2 grammes d'antipyrine 5 jours avant l'apparition de cet exanthème.

N° 201. — Jeune femme de 24 ans, 17 jours après la 1re atteinte, la température s'élève à 38°5, apparition de deux vésicules d'herpès sur amygdale droite, la cavité bucco-pharyngée est le siège d'un énanthème assez intense.

Teinte rosée diffuse du cou, du thorax et des membres supérieurs.

N° 202. — Jeune femme de 28 ans, angine pultacée au 31° jour, accompagnée d'une éruption diffuse très discrète n'ayant envahi que le thorax et un peu les avant-bras : manifestation fébrile 38°8 ; Durée de ces accidents 3 jours.

N° 203. — Marie B..., 25 ans. Entre à l'hôpital d'Aubervilliers le 11 avril, au 4e jour d'une scarlatine atténuée.

Convalescence apyrétique le 18 avril.

Le 10 mai, au 33e jour de la maladie, température 38°, exanthème prenant par place un aspect morbilliforme, localisé aux avant-bras, au dos, à la poitrine (les seins en particulier) au creux épygastrique et aux genoux.

Le 11 mai : température m. et s. 39° et 39°5 ; Eruption scarlatiniforme typique, généralisée, surtout bien marquée au niveau du dos et des cuisses.

Rougeur diffuse de la gorge sans dysphagie.

Le 12, l'éruption est totalement effacée.

N° 204. — Jeune femme de 21 ans, 20 jours après les premiers symptômes d'une scarlatine assez intense, apparition d'un érythème discret siégeant à la face, aux bras et à la partie supérieure du thorax, exanthème bucco-pharyngée avec un peu de gêne à la déglutition (amygdalite érythémateuse) ; température 38°5.

N° 205. — Homme de 23 ans ; au 17e jour de son affection, éruption scarlatiniforme d'emblée, généralisée, plus intense au tronc et aux cuisses, avec élévation thermique 38°5-39°. Existence contemporaine d'une angine pultacée très prononcée qui gêne déglutition et parole.

Eruption, fièvre et abcès amygdalien

N° 206. — Chez un homme de 20 ans, au cours de la convalescence post scarlatineuse, au 24e jour, apparition de fièvre (38°4), d'un abcès de l'amygdale (l'incision au bistouri donne issue à 15 grammes environ de pus fétide) et d'un érythème d'un rouge pâle couvrant le thorax et l'abdomen ; Durée 3 jours.

Eruption, fièvre et albuminurie

N° 207. — Un jeune homme de 22 ans, entre à l'hôpital d'Aubervilliers le 26 avril 1896, en pleine période éruptive de scarlatine avec angine. Tachycardie, fièvre à 40° et albuminurie.

Convalescence apyrétique le 2 mai, l'albuminurie disparaît le 6.

Le 14 mai (23 jours après le début) on remarque une nouvelle éruption scarlatineuse occupant le thorax et les membres supérieurs, la température est à 37°8 le matin et 39° le soir.

L'albumine disparue, se montre de nouveau dans les urines et en assez grande quantité, 3 grammes par litre, persiste pendant quelque temps et disparaît quand le malade sort du service. Durée de l'éruption 48 heures.

N° 208. — Germaine H..., 8 ans.

Scarlatine légère ; à son entrée à l'hôpital, apyrexie presque complète, urines normales.

22 jours après le début, la température s'élève à 38°5 le soir, le

lendemain les urines renferment de l'albumine ; deux jours plus tard, avec la même température, éruption généralisée scarlatinoïde très discrète, durée trois jours.

L'albuminurie va en diminuant pendant cinq à six jours et disparaît complétement.

N° 209. — Jean F..., 19 ans.

Scarlatine remarquable par ses manifestations douloureuses, rachialgie, arthropathies du début et hépatalgie compliquée d'un certain degré de péritonisme.

Poussée éruptive au dix-neuvième jour après le début de la scarlatine, constituée par larges placards rouges avec éléments d'apparence bulleuse, occupant toute la face, la région cervicale et un peu les cuisses ; température 39°.

Le lendemain, l'éruption est généralisée à tout le corps. Durée 48 heures.

Deux jours avant l'efflorescence secondaire, pour la première fois, on avait décelé la présence d'albumine dans les urines, albuminurie qui persiste seulement une huitaine de jours.

N° 210. — Jeune femme de 23 ans, au vingt-cinquième jour de sa scarlatine, ayant encore de l'albumine, présente élévation thermique (38°9) en même temps que se produit une éruption rubéoliforme sur la face, le tronc et les membres. Durée 36 heures. On note au même moment une recrudescence dans la production de l'albumine.

Éruption, fièvre, adénopathie.

N° 211. — Marie M.... 28 ans. Atteinte 22 jours auparavant de scarlatine simple, n'ayant plus de fièvre depuis quinze jours ; nouvelle ascension thermique (38°2), avec éruption ressemblant à celle de la rougeole, sur la face, le thorax et les membres, sans autres phénomènes généraux.

Adénopathie sous-maxillaire.

Éruption, fièvre, adénite suppurée.

N° 212. — Auguste Br.,.. 18 ans. Scarlatine intense, à forme adynamique, compliquée d'une angine gangréneuse.

16 jours après ces accidents, nouvelle poussée éruptive scarlatiniforme presque généralisée ; durée : quarante-huit heures ; température 38°2.

Un peu plus tard, ouverture d'un adénophlegmon siégeant au niveau du bord antérieur du sterno-mastoïdien.

Eruption, fièvre et adénophlegmon.

N° 213. — Emile Lep.... 19 ans. Scarlatine à forme grave, à période fébrile prolongée, avec albuminurie, adénopathies multiples et arythmie cardiaque, convalescence assez rapide, cependant ; bientôt la fièvre se rallume (38°5-39°) et apparition (vingt-neuvième jour) d'un léger érythème rosé sur la face antérieure du tronc. A gauche, empâtement de la région sous-maxillaire, tuméfaction de toute la zone du même côté, collection de pus dans la loge carotido-parotidienne. Incision, drainage et guérison.

Eruption, fièvre, adénite et phénomènes pulmonaires.

N° 214. — Enfant de 18 mois contracte scarlatine inquiétante, par suite de l'existence d'un coryza purulent et d'une angine pultacée intense avec exsudat gris sale. Injection de 20 cc. de sérum antidiphtérique. Pas de bacilles de Lœffler à l'examen bactériologique.

8 jours après l'injection, 17 après le début de la scarlatine, érythème polymorphe constitué principalement par de nombreux placards de la dimension d'une pièce de cinq francs, séparés par intervalle de peau normale.

Température 38°5. Polyadénie.

Quelques jours plus tard, broncho-pneumonie sérieuse avec nouvelle poussée ganglionnaire : guérison, 2 mois après l'éclosion de la fièvre éruptive.

Eruption, fièvre, albuminurie et suppurations

N° 215. — Louise R..., 21 ans. Apparition d'un érythème scarlatiniforme partiel, thorax, abdomen et membres supérieurs, 21 jours après le début de la maladie initiale, en même temps réaction fébrile ;

(39°), nouvelle apparition de l'albumine dans les urines, suppurations multiples : orgelet, abcès tubereux de l'aisselle, de quelques pustules d'ecthyma. Néphrite antérieure à 18 ans et hystérectomie vaginale.

Eruption, fièvre, albuminurie, 2ᵉ desquamation

N° 216. — Jeune Anglais de 20 ans, entre dans le service au dix-septième jour d'une scarlatine très grave ; l'état général laisse encore à désirer : pouls à 120, fièvre à 38°, albumine, desquamation générale.

Après un cours séjour dans nos salles, amélioration et disparition de l'albuminurie. Puis, nouvelle éruption, qui d'emblée est scarlatiniforme et étendue à tout le tégument sauf la face : pas de modification fébrile appréciable, mais nouvelle poussée albumineuse : Durée de l'érythème 6 jours, et chose curieuse, seconde desquamation distincte de la première, il y avait deux feuillets de squames superposés.

Eruption, fièvre, albuminurie et angine

N° 217. — Henri R..., 19 ans. Au cours de la deuxième semaine d'une scarlatine bénigne apparition d'un frisson violent, de dysphagée (amygdales rouges et tuméfiées avec dépôts blancs) catarrhe oculo-nasal avec délire et réaction fébrile très prononcée (39°5-40°) persistant sept jours. Pendant cette pyrexie, efflorescence scarlatiniforme très intense généralisée, durant 4 jours et pour la première fois urines albumineuses.

Eruption, fièvre, érysipèle de la face et suppuration de la cavité orbitaire. (Obs. 189).

Eruption, fièvre, angine et pyodermite

N° 218. — Ernest J..., 20 ans. Malade depuis trois jours, entre à Aubervilliers le 8 avril avec le cortège symptomatique d'une scarlatine normale.

Convalescence apyrétique le 15 avril.

Le 26, température 38°2, expliquée par l'existence de nombreux petits furoncles siégeant sur le cou, la paupière supérieure, l'angle interne de l'œil, le thorax et les membres inférieurs.

Le 28, température 38°8, dysphagie avec énanthème bucco-pharyngé et amygdalite érythémateuse, coloration rosée uniforme du tronc, qui persiste 36 heures ainsi que les phénomènes angineux.

Eruption, fièvre, angine et otalgie

N° 219. — Louise Sch..., 18 ans. Après 15 jours de convalescence apyrétique, manifestation fébrile (38°5-40°), accompagnée de douleurs aiguës derrière l'oreille droite et au niveau de la mastoïde, d'un énanthème bucco-pharyngé avec dysphagie et d'un érythème rosé diffus siégeant sur la face antérieure du thorax et des cuisses; durée 36 heures.

Eruption, fièvre, angine, 2ᵉ desquamation

N° 220. — Henri B..., 20 ans. Entre à l'hôpital le 6 janvier avec scarlatine presque apyrétique, ayant débuté le 3 ; le 8 disparition de l'exanthème, la convalescence s'établit le 10.

Le 21 janvier, température 37°8, nouvelle éruption scarlatiniforme apparaissant à la face interne des cuisses et au dos, les jours suivants la rougeur envahit le thorax et la totalité des cuisses, elle persiste jusqu'au 25 ; en même temps, amygdalite cryptique.

Les 29-30 janvier, desquamation fine des régions secondairement envahies.

Deux éruptions secondaires, angine, fièvre, albuminurie et pénomènes urémiques.

N° 221. — Eugène G..., 20 ans : malade depuis trois jours, entre à l'hôpital le 15 avril avec le complexus symptomatique suivant : amygdalite pultacée très nette avec énanthème bucco-pharyngé, fièvre (38°8), subdélire, éruption scarlatiniforme à caractère purpurique, urines albumineuses.

Le 22 avril, tous les phénomènes sont amendés, l'albumine a disparu.

Le 29, amygdalite cryptique, manifestation fébrile (39°) le soir, nouvelle éruption constituée par de larges placards d'un rouge peu intense disséminés sur le thorax et l'abdomen, consécutivement albuminurie intense (3-4 grammes) avec violentes douleurs lombaires, puis diminution progressive et état général satisfaisant.

Le 8 mai, nouvelle poussée éruptive scarlatiniforme généralisée avec temp. de 40°2, dyspnée, point de côté et douleurs lombaires.

Le 9 mai, urines rares, sanglantes, avec persistance de l'albumine, râles dans toute la poitrine, quelques crachats de congestion pulmonaire.

Le 10, la température se maintient aux environs de 39° plusieurs petits foyers de souffle au niveau des poumons, l'état général malgré tout n'est pas alarmant.

13 mai, urines plus abondantes, mais encore sanglantes, albumine : 1 gramme, diarrhée noirâtre, crachats hémoptoïques, nombreux râles fins. Tous ces accidents s'atténuent peu à peu et l'état général redevient satisfaisant ; mais l'albuminurie persiste encore au moment de la sortie, un mois plus tard.

Eruption, fièvre, angine, adénopathie.

N° 222. — Jeune femme femme de 22 ans, à la fin de la troisième semaine d'une scarlatine bénigne, ascension thermique 39°, angine pultacée avec dysphagie, adénopathie sous-maxillaire douloureuse et érythème d'un rose tendre étendu à tout le tégument ; durée de ces accidents : 48 heures.

N° 223. — Observation identique à la précédente.

N° 224. — Germaine F., 17 ans. Au dix-neuvième jour d'une scarlatinette, ascension thermique (38°4), adénopathies cervicales multiples douloureuses à la pression, rougeur de la cavité bucco-pharyngée sans dysphagie et érythème scarlatiniforme sur tout le tronc et la face antérieure des cuisses.

Eruption, fièvre, angine, adénite et arthropathies

N° 225. — Louise B., 24 ans, scarlatine normale débutant le 16 janvier, convalescence apyrétique le 27, pas d'albumine.

Le 9 février, réaction fébrile (38°4) sans cause appréciable.

Le 11, temp. 38°6, quelques points blanchâtres sur amygdales droite ; teinte rosée de tout le tégument ; adénopathies cervicales, sterno-cleido-mastoïdien douloureux à la pression.

Quelques jours plus tard, tuméfaction et douleurs au niveau des articles fémoro-tibiales et tibio-tarsiennes avec nouvelle poussée fébrile ; névralgies sciatiques.

Deux éruptions secondaires, fièvre, angine, albuminurie et arthropathies

N° 226. — Henriette G., 25 ans, institutrice. Entre à l'hôpital de la Porte d'Aubervilliers, le 19 avril, au cinquième jour d'une scarlatine très grave, temp. 40°2, insomnie, pouls à 128, exanthème intense avec piqueté hémorrhagique au niveau des membres inférieurs, les amygdales sont recouvertes par un enduit crémeux très épais, dysphagie pénible, les urines peu abondantes renferment une quantité notable d'albumine ; douleurs et tuméfaction au niveau des poignets et des genoux.

Evolution assez rapide de la maladie, le 26 avril, temp. 37°5, les douleurs et l'albuminerie ont cessé, desquamation.

Le 1er mai, temp. 38°5, céphalalgie, un peu de mal de gorge, nouvelle éruption débutant au niveau des flancs et du dos, puis s'étendant à tout le thorax, énanthème bucco-pharyngé très marqué.

Le 2, éruption plus intense, nettement scarlatiniforme, quelques douleurs articulaire, temp. 38°, état général assez satisfaisant ; durée de l'éruption : 48 heures.

7 mai, tem. 39°, pouls rapide à 140, troisième éruption, limitée cette fois, à la partie antérieur du thorax, d'une coloration très discrète, gorge normale, de nouveau urines albumineuses.

8 mai, éruption en voie de décroissance, cependant douleurs articulaires généralisées, temp. 38°5 ; le 9, même état, urines toujours albumineuses, sueurs profuses et gingivite exsudative.

Le 11, tous les accidents sont disparus et le 22 mai, la malade peut sortir de l'hôpital sans aucun reliquat de sa scarlatine.

Eruption, fièvre, abcès amygdalien, albuminurie et adénopathie

Nº 227. — Scarlatine de moyenne intensité chez un jeune homme de 15 ans, débutant le 12 juillet ; convalescence rapide, toutefois l'apyrexie n'est pas absolue, le soir la température peut s'élever jusqu'à 38°, pas d'albuminurie.

Les 3 et 4 août, la fièvre s'allume de nouveau 38°5-40°, apparition d'un exanthème scarlatiniforme occupant thorax et abdomen.

Du 6 au 12, fièvre vive qui oscille entre 39° et 40°, en même temps, les urines deviennent rares.

400 cc. en 24 heures, sanglantes et contiennent de l'albumine ; tuméfactions ganglionnaires successives, l'amygdale droite rouge et augmentée de volume, présente à sa surface quelques petits points blancs.

Le 13 août, avec la défervescence qui se produit, les urines redeviennent normales comme quantité et comme qualité et le malade crache abondamment une matière puriforme (abcès amygdalien).

Eruption, fièvre, angine, adénite, albuminurie et otite.

Nº 228. — Louise L...., 16 ans, entre dans le service, le 6 décembre, avec scarlatine normale, éruption légère et fugace, température peu élevée, urines normales bien qu'un peu diminuées, convalescence apyrétique le 12.

Le 25 décembre, la température remonte à 39° et se maintient pendant huit jours entre 38°2 et 39°5, otorrhée purulente très abondante.

Apparition de l'albumine, amygdalite érythémateuse, adénopathies cervicales multiples douloureuses, érythème discret localisé à la face antérieure du thorax, à l'abdomen et aux plis du coude.

Le 29, otite double, albumine 2 grammes, quelques douleurs dans les masses musculaires et dans les articles des membres inférieurs.

Le 2 janvier, albumine, 6 grammes.

Du 4 au 8, état général mauvais, fièvre 39°5, hématuries, l'albuminurie, évaluée à l'appareil d'Esbach, est chaque jour de 5 à 7 grammes.

Les jours suivants, un mieux sensible se manifeste, otite disparue, l'albuminurie diminue progressivement et à la fin de janvier, elle n'est plus que de 0,25 à 0,50 centigrammes chaque jour.

CONCLUSIONS

I. On peut rencontrer, à la convalescence de la scarlatine, un certain nombre de manifestations morbides : fièvre,
albuminurie, angine, adénite, arthropathie, otite, qui, par
leur réunion, constituent un complexus symptomatique que
l'on peut désigner sous le nom de « Syndrome infectieux
tardif » (Roger). Il s'observe aussi bien dans les formes
légères, dans les scarlatinettes, que dans les formes
malignes.

II. Pendant la période d'apyrexie, il existe, et cela particulièrement chez les enfants, des ascencions thermiques
isolées, parfois intenses, dont la cause pathogénique reste
le plus souvent inconnue : il s'agit peut-être de la mise en
circulation dans l'organisme de quelques toxines, retenues
jusque là en un point et qui vont impressionner les centres
pyréthogènes.

III. L'albuminurie fébrile, légère et transitoire s'observe
dans plus de la moitié des cas ; la néphrite tardive est
beaucoup plus rare, nous ne l'avons rencontrée que chez
4.55 p. % des individus. Elle apparaît du douzième au
quarantième jour, souvent associée à d'autres localisations
infectieuses, elle peut, dans quelques cas exceptionnels,
présenter un caractère inquiétant : les urines peuvent être

notablement albumineuses. Cependant la guérison complète est presque la règle, surtout chez les jeunes sujets.

IV. Contrairement aux observations anciennes, les manifestations pharyngées tardives ont consisté en amygdalite, érythémateuse, cryptique et phlegmoneuse, en angine pultacée, herpétique et pseudo-membraneuse (deux cas), et en énanthème bucco-pharyngé.

L'angine diphtérique n'a jamais été rencontrée.

V. Les arthropaties de la convalescence ont toujours revêtu une forme bénigne ; peu mobiles, elles rappellent cependant assez la poly-arthrite aiguë rhumatismale. L'épanchement intra-articulaire a été un phénomène exceptionnel ; la suppuration, soit d'emblée, soit secondaire n'a jamais été observée.

Le sexe féminin paraît particulièrement exposé à ces complications.

VI. La scarlatine semble avoir une action de prédilection pour le système ganglionnaire : non seulement les glandes en rapport avec des amygdales pathologiques sont tuméfiées, mais on peut constater de véritables polyadénies ; les groupes sus-claviculaires axillaires et inguinaux sont quelquefois intéressés.

L'adénophlegmon est une complication rare ; nous ne l'avons relevé qu'une fois sur cent ; il semble être l'apanage des jeunes sujets.

VII. L'otite moyenne scarlatineuse est la plus fréquente des otites des fièvres éruptives ; elle peut durer fort longtemps et déterminer des troubles de l'ouïe, allant d'un simple affaiblissement de l'acuité auditive à la surdité complète.

Aucune des complications encéphaliques, relatées par quelques auteurs, ne s'est manifestée chez nos malades.

VIII. Aucun appareil n'est à l'abri du poison scarlatin ; les divers organes affaiblis par ce processus infectieux offre une résistance moindre aux infections secondaires et peuvent être le siège de manifestations morbides (troubles nerveux, digestifs, suppurations diverses, pneumonie, broncho-pneumonie, pleurésie, endocardite, etc.

IX. Les divers éléments de ce syndrome tardif paraissent toujours tributaires d'une infection à streptocoque ; d'ailleurs cet agent pathogène a été retrouvé, dans le sang, la rate, le rein et le cœur de quelques malades qui ont succombé. Il a été aussi vu dans les urines de convalescents.

X. Dans 2,75 p. 0/0 des cas, on observe à la même période des éruptions secondaires, soit scarlatiniformes, morbilliformes ou polymorphes, associées à d'autres localisat:ons infectieuses, qui rappellent quelque peu la maladie initiale et font penser à l'existence d'une rechute.

XI. En tenant compte, d'une part, de la nature streptococcique des réactions qui accompagnent ces érythèmes, et d'autre part, du pouvoir érythémogène que possède cet agent microbien, on peut rejeter dans la majorité des cas, l'hypothèse d'une rechute de la fièvre éruptive et accepter, celle beaucoup plus vraisemblable, d'un érythème infectieux secondaire, comme cela s'observe à la suite de la diphtérie, de l'érysipèle etc.

BIBLIOGRAPHIE

D'Anfreville de la Salle. — Soufiles extra-cardiaques dans les maladies infectieuses. *Thèse*, Paris 1898.

A. Bergé. — Pathogénie de la scarlatine. *Thèse*, Paris 1895.

Barthez et Rilliet. — Traité des maladies de l'enfance.

Bourges. — Les angines de la scarlatine, *Thèse*, Paris 1891. Recherches microbiennes dans la scarlatine. *Gazette hebdomadaire de médecine et de chirurgie*, 28 mars 1891.

Cadet de Gassicourt. — Maladie des enfants.

Charcot, Bouchard, Brissaud. — *Traité de médecine*, L. Guinon, art. scarlatine, 2° édit., t. ii.

Championière. — *Journal de chirurgie*, année 1892, p. 504.

P. Claisse. — L'infection bronchique. *Thèse*, Paris 1893.

Cobavesco. — La scarlatine pharyngée. *Thèse*, Paris 1894.

Comby. — *Société médicale des Hôpitaux*. Juin-juillet 1896.

Couatarmanach. — Scarlatines apyrétiques. *Thèse*, Paris 1893.

Courtois. — *Thèse*, Paris 1899. Scarlatine et streptocoque.

Eid. — Pronostic éloigné des lésions rénales dans la scarlatine. *Thèse*, Paris 1894.

Fiessinger. — Les érythèmes scarlatinoïdes. *Semaine médicale*, 8 juillet 1893.

Garnier. — La glande thyroïde dans les maladies infectieuses. *Thèse*, Paris 1899.

Hénoch. — Leçons cliniques sur les maladies de l'enfance.

Hutinel. — Note sur quelques érythèmes infectieux. *Archives générales de médecine*. Septembre et octobre 1892.

Jaccoud. — Érysipèle et scarlatine. *Gazette des Hôpitaux*. Juin 1891.

Jeanselme. — Étude sur les fausses rechutes, les rechutes et les récidives de la scarlatine. *Archives générales de médecine*, 1892.

Koerner. — Ueber scharlach recidive. *Jahrb. f. kinderhalk.*

P. Le Gendre et P. Claisse. — Erythème papulo-noueux au cours d'une amygdalite à streptocoque. *Société médicale des Hôpitaux,* 1891.

Marfan et Apert. — *Société médicale des Hôpitaux,* mai 1896.

Mouneyre. — *Thèse,* Paris 1899.

Messy. — Des érythèmes infectieux. *Thèse,* Paris 1892.

H. Nothnagel. — Specielle pathologie und therapie; in Dr Théodor V. Jurgensen : Scharlach.

M. Raskin. — *Centralblatt fur bakteriologie,* 1889.

H. Roger. — *Revue de médecine,* août 1897.
    —   *Revue de médecine,* mai 1899.
    —   Introduction de l'étude de la médecine.

Sanné. — Art. scarlatine. *Dictionnaire Dechambre.*

Sevestre. — *Société médicale des Hôpitaux,* janvier 1896.

Trousseau. — Clinique de l'Hôtel-Dieu, 1877, t. 1.

Wertheimber. — *Münch med. Wochenschr.* 1er juillet 1891.

Wurtz et Bourges. — *Archives de médecine exp.*

IMPRIMERIE DEVERDUN ET JAGUIN, BUZANÇAIS (INDRE).

BUZANÇAIS (INDRE), IMPRIMERIE DEVERDUN ET JAGUIN.